はじめての生体工学

A 1st Course in Bio-engineering

山口昌樹
石川拓司
大橋俊朗
中島　求 ／著

Masaki Yamaguchi
Takuji Ishikawa
Toshiro Ohashi
Motomu Nakashima

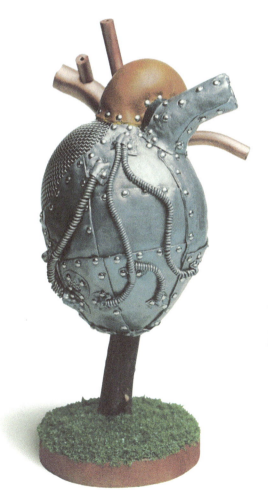

講談社

まえがき

　生体工学（bioengineering）は，生体の機能と構造を理解して，産業・医療への応用を目指す学問分野である．医学，生物学，生理学と密接な関係をもつが，工学独自の領域で生まれ発展した情報科学，制御理論，材料科学，機械工学などを機軸とした手法を取り入れている．本書は，機械工学を学ぶ学部生や大学院生に対して，電気－機械等価回路や流体解析モデルなどの生体を工学的に表現する手法を教えるとともに，生物の優れた機能を模倣した計測技術や人工システムの知識・概念を与えることを目的としている．

　本書では，いままで生体工学を支えてきた「バイオメカニクス」や「医工学」に，これからの柱をなすであろう新しいテーマである「バイオミメティクス」，「生体計測（バイオセンシング）」，「バイオインフォマティクス」などを加えた．これらの縦糸を，材料力学，機械力学，流体力学，熱力学から構成される機械工学という横糸で結ぶ．それにより，非常に複雑でとらえがたい生体というものは，実は器質的，機能的に，すなわちメカニカルに動作しており，工学的手法でその解析や設計が可能であると理解してもらうことを意図した．

　構成上の工夫としては，まず「第1章　序論」から「第7章　電気系と機械系のアナロジー」までを基礎編と位置づけ，すでに確立された学問的知見に沿って理論式などを示すことで，生体工学を初めて学ぶ学部生のための講義にも耐えうるような内容とした．これらの章には，例題や演習問題を設けることで，重要な内容の理解の一助としている．そして，「第8章　生体計測」から「第12章　バイオミメティクス」までを応用編と位置づけ，研究開発段階の比較的新しい知識もふんだんに盛り込むことで，学部だけでなく大学院の講義においてディスカッションを誘導することも意図している．

　本書の出版にあたり，多くの方々からご教示，ご助言や情報提供を賜った．また，講談社サイエンティフィクの五味 研二氏には，長期にわたってたいへんお世話になった．ここに記して感謝を申し上げる次第である．

2016年8月
著者一同

はじめての生体工学◎目次

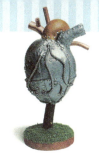

まえがき ………… iii

第1章 序論　1
- 1.1 生体工学とは ………… 1
- 1.2 生体工学で何を学ぶか ………… 3
- 1.3 生体工学の社会への実装 ………… 5
- 1.4 計測・製造・情報技術 ………… 8

第2章 人体の構造と機能　13
- 2.1 人体の機能の分類 ………… 13
  - 2.1.1 構成要素 ………… 13
  - 2.1.2 システムとしての特性 ………… 14
- 2.2 人体の構造と機能 ………… 14
  - 2.2.1 筋骨格系と運動・姿勢の制御 ………… 15
  - 2.2.2 循環器系と血流の制御 ………… 16
  - 2.2.3 身体の制御系と情報伝達 ………… 19
- 2.3 受容器と生体量 ………… 22
  - 2.3.1 感覚とその受容器 ………… 22
  - 2.3.2 生体量の種類 ………… 24
  - 2.3.3 生体量の定量化 ………… 25
  - 2.3.4 正常値と基準値 ………… 25
- 2.4 生物がもつ固有の法則 ………… 26

第3章 生体の材料力学　31
- 3.1 生体組織の特徴 ………… 31
- 3.2 材料力学の基礎理論 ………… 32
  - 3.2.1 応力とひずみ ………… 32
  - 3.2.2 フックの法則 ………… 37
  - 3.2.3 応力とひずみの関係 ………… 38
  - 3.2.4 等方性と異方性 ………… 39
  - 3.2.5 線形性と非線形性 ………… 40
  - 3.2.6 粘弾性 ………… 41

- 3.3 生体硬組織の材料力学 …………… 42
  - 3.3.1 生体硬組織とは …………… 42
  - 3.3.2 生体硬組織の力学特性計測技術 …………… 44
  - 3.3.3 生体硬組織の力学特性 …………… 45
- 3.4 生体軟組織の材料力学 …………… 46
  - 3.4.1 生体軟組織とは …………… 46
  - 3.4.2 生体軟組織の力学特性計測技術 …………… 48
  - 3.4.3 生体軟組織の力学特性 …………… 49
- 3.5 細胞の材料力学 …………… 51
  - 3.5.1 細胞とは …………… 51
  - 3.5.2 細胞の力学特性計測技術 …………… 53
  - 3.5.3 細胞の力学特性 …………… 54

第4章 生体の機械力学　59

- 4.1 基礎理論 …………… 59
  - 4.1.1 力とモーメント …………… 59
  - 4.1.2 質点の動力学 …………… 60
  - 4.1.3 剛体の動力学 …………… 61
- 4.2 生体への適用 …………… 62
  - 4.2.1 筋骨格系におけるモーメントの関係 …………… 62
  - 4.2.2 人体セグメントモデル …………… 63
- 4.3 適用理論 …………… 64
  - 4.3.1 逆動力学解析 …………… 64
  - 4.3.2 順動力学解析 …………… 66
  - 4.3.3 筋骨格モデルにおける筋力の推定 …………… 67

第5章 生体の流体力学　71

- 5.1 流体力学の基礎 …………… 72
- 5.2 血液循環器系の流れ …………… 75
  - 5.2.1 血液 …………… 76
  - 5.2.2 心臓・大血管内の流れ …………… 78
  - 5.2.3 微小循環の流れ …………… 81
- 5.3 呼吸器系の流れ …………… 84
  - 5.3.1 鼻から喉頭までの流れ …………… 84
  - 5.3.2 気管から肺内への流れ …………… 85

5.3.3　繊毛による粘液の流れ …………… 87
  5.4　消化器系の流れ …………… 89
     5.4.1　食物のレオロジー …………… 90
     5.4.2　口腔から胃への流れ …………… 90
     5.4.3　腸内の流れ …………… 92

第6章　生体の輸送現象論　95

  6.1　輸送現象の基礎 …………… 96
     6.1.1　熱輸送 …………… 96
     6.1.2　物質輸送 …………… 97
     6.1.3　移流拡散方程式 …………… 99
  6.2　人体内の熱輸送 …………… 100
     6.2.1　人体のエネルギー収支 …………… 100
     6.2.2　体温と熱輸送 …………… 104
  6.3　人体内の物質輸送 …………… 106
     6.3.1　血液循環器系の物質輸送 …………… 107
     6.3.2　呼吸器系の物質輸送 …………… 110

第7章　電気系と機械系のアナロジー　113

  7.1　集中定数システムと素子 …………… 113
     7.1.1　集中定数システムと分布定数システム …………… 113
     7.1.2　電気回路の素子 …………… 114
  7.2　基本法則の対比 …………… 116
     7.2.1　電気工学の基本法則 …………… 116
     7.2.2　機械工学の基本法則 …………… 118
  7.3　電気量と機械量の対応 …………… 119
     7.3.1　機械系で用いる素子 …………… 119
     7.3.2　電気系と機械系のアナロジー …………… 122
  7.4　循環器系の等価回路表現 …………… 123
  7.5　機械共振系の等価回路表現 …………… 125

第8章　生体計測　131

  8.1　センサ …………… 131
     8.1.1　バイタルサイン …………… 131
     8.1.2　バイオマーカー …………… 133

- 8.2 物理センサ …………… **133**
  - 8.2.1 物理センサの種類 …………… 133
  - 8.2.2 測定の実際 …………… 135
- 8.3 化学センサ・バイオセンサ …………… **137**
  - 8.3.1 バイオセンサの種類と測定原理 …………… 137
  - 8.3.2 流体制御機構 …………… 140
  - 8.3.3 実用化されているバイオセンサ …………… 143
- 8.4 画像計測と非侵襲・低侵襲計測 …………… **148**
  - 8.4.1 画像の計測：カプセル型内視鏡 …………… 148
  - 8.4.2 非侵襲・低侵襲計測 …………… 149
- 8.5 生体計測の精度と診療 …………… **151**
  - 8.5.1 計測の精度 …………… 151
  - 8.5.2 生体計測と診療 …………… 154

第9章　材料力学的アプローチ　157

- 9.1 生体の力学特性と疾患の関係 …………… **157**
  - 9.1.1 生体組織の力学特性と疾患 …………… 157
  - 9.1.2 細胞の力学特性と疾患 …………… 164
- 9.2 人工生体材料の開発 …………… **172**
  - 9.2.1 生体材料とは …………… 172
  - 9.2.2 生体材料の種類 …………… 173
  - 9.2.3 生体材料に求められる生体適合性と力学的適合性 …………… 175

第10章　機械力学的アプローチ　181

- 10.1 応用研究の全体像 …………… **181**
- 10.2 逆動力学解析の応用 …………… **183**
- 10.3 順動力学解析の応用 …………… **185**
  - 10.3.1 転倒や交通事故のシミュレーション …………… 185
  - 10.3.2 神経モデルと融合した歩行動作生成シミュレーション …………… 187
- 10.4 筋骨格モデルによる筋力の推定の応用 …………… **191**
  - 10.4.1 椅子からの立ち上がり動作時の筋力推定 …………… 191
  - 10.4.2 スポーツ動作時の筋力推定 …………… 192
- 10.5 動作や用具の最適化 …………… **195**
  - 10.5.1 人体動作の最適化シミュレーション …………… 195
  - 10.5.2 用具の最適化シミュレーション …………… 196

第11章　流体力学的アプローチ　199

- 11.1　生体流体シミュレーション …………… 199
- 11.2　血液循環器系の流れのシミュレーション …………… 200
  - 11.2.1　大血管内の流れ …………… 200
  - 11.2.2　微小血管内の流れ …………… 203
- 11.3　呼吸器系の流れのシミュレーション …………… 205
- 11.4　消化器系の流れのシミュレーション …………… 207

第12章　バイオミメティクス　211

- 12.1　バイオミメティクスとは …………… 211
- 12.2　飛翔と遊泳 …………… 212
  - 12.2.1　鳥，昆虫の飛翔 …………… 212
  - 12.2.2　魚と微生物の遊泳 …………… 216
- 12.3　濡れ性 …………… 220
  - 12.3.1　平坦面における静的な濡れ性の理論 …………… 221
  - 12.3.2　粗い表面における接触角 …………… 223
  - 12.3.3　濡れ性の制御 …………… 224
  - 12.3.4　産業応用 …………… 226

演習問題の解答　231
索引　237

コーヒーブレイク

- 3D プリンタの発明 …………… 10
- モデル化について …………… 28
- 血液は循環している …………… 47
- 細胞の英語名 "cell" …………… 53
- 関節トルクと関節モーメント …………… 64
- 便利な無次元数 …………… 75
- 帆立貝定理 …………… 88
- 人間を電球に例えると何ワット？ …………… 103
- 塗り薬の条件 …………… 109
- 機械工学の基本法則を発見したのは生理学者 …………… 127
- がんの診断と仮説 …………… 155
- 血液型は性格診断のバイオマーカー？ …………… 163
- 細胞の寿命 …………… 172
- 生体シミュレーションの弱点 …………… 200
- シミュレーションの精度を上げたい …………… 207
- 大腸菌の走化性 …………… 219
- 液滴の動的な挙動の解明はいつ？ …………… 228

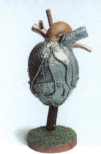

第 1 章
序　論

第1章のポイント
・自然科学や機械工学における生体工学の位置づけを理解しよう．
・健康福祉，MEMS，3次元造形といった生体工学の社会実装について学ぼう．

1.1　生体工学とは

　皆さんは，科学という言葉に，どのようなイメージをもっておられるだろうか．科学とは，私たちの身の回りで起こること（事象）を，経験的，体系的に実証した知識の集積だとされている．人類は，人を取り巻く環境である自然に興味をもち，自然界の事象の法則性を明らかにする学問として，自然科学（natural sciences）を発展させてきた．自然科学の基礎をなすのは物理学（physics），化学（chemistry），生物学（biology）である．一方で，人が作り上げてきた社会，経済，歴史，文芸といった事象を研究の対象とするのが人文科学（human sciences）であり，この2つが科学の両輪である．

　一方で，多くの科学者は，科学とは実験によって事象を実証・再現できることだと主張している．この観点では，科学＝自然科学であり，科学は少し狭い概念となる．自然科学者は，事象を理論化，定式化したり，尺度を与えて数値化することを好む．事象を「理解できた」と実感できるからであろう．

　一方，工学（engineering）とは，自然科学の成果や数学を基礎とし，ときには人文科学の知見を加えて，社会の安全，健康，福祉のために有用な人工物や快適な環境を構築することを目的とする，自然科学の応用（応用科学）に関する学問である．同じような応用的学問としては，医学，農学，薬学などがあげられる．工学には，機械工学，電気電子工学，材料工学，応用化学，情報工学，通信工学などが含まれる．歴史的に見ると，科学およびすべての学問は，統合と細分化を繰り返してきた．特に工学は応用的学問であるため，科学技術の進歩と産業界からの要請に合わせて，その柱となる学問分野は，今も変遷を重ねている．興味のある人は，長い歴史を誇る基幹大学の工学部もしくは理工学部における学科編成の歴史的変遷を調べてみるとよい．

　さて，本書の主題である生体工学は，bioengineering の訳語である．「bio（バイオ）」

は,「生命,生物」を意味し,それが「工学」と結合されている.このことから考えると,生体工学とは,生命・生物の機能を解明し,それに基づいてそれらの機能を利用したり,同等以上の機能をもつ模倣,代替システムを構築したりする工学であるといえる.図1.1は,科学の中で生体工学が占める位置を示したものである.「生命,生物」に関する知見は,生物学からはもちろん,医学,農学,薬学からも加えられる.

生体工学では生物学的知見を工学へ持ち込み,工学的立場から機器・システム開発へとつなげている.一方で,工学的知見を医学,薬学,農学などへ持ち込み,農林水産業,診断や治療につなげている応用科学もある.遺伝子組換え技術により遺伝子産物の大量生産や育種の改良を行う遺伝子工学(gene engineering)や,多能性幹細胞によって失われた生体機能の再生を行ったり,患者の細胞,その細胞の分化・増殖用足場などの材料,細胞増殖因子を組み合わせて患者本人の新しい組織を再生しようとする再生医療(tissue engineering,組織工学とも)などである.

自然科学が生まれた当初,物理学,化学,生物学など自然科学の基礎をなす学問の進展スピードは,比較的ゆっくりとしたものであった.例えば,生体工学との関連性が深い生物学において,生命がもっている独自の形と性質(形質)を,親から子へ伝える特別な物質の概念がグレゴリー・メンデル(Gregor Johann Mendel)により提唱されたのは20世紀初めのことで,この物質は遺伝子(gene)と命名された.ジェームズ・ワトソン(James Dewey Watson)とフランシス・クリック(Francis Harry Compton Crick)により,DNAの二重らせん構造が科学雑誌 Nature で発表されたのが半世紀

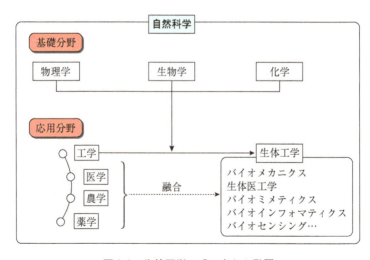

図1.1　生体工学の成り立ちと発展

後の1953年であり，この発見により遺伝情報はどのような形で伝えられるのかという最大の謎が解明された．米国が主導したヒトゲノム計画により，ヒトゲノムの完全版が発表されたのはさらに半世紀後の2003年である．ゲノムの解読により，遺伝情報の解明が可能となり，醸造，発酵から農作物の品種改良，再生医療，創薬など生物学の応用技術の飛躍的な進歩がもたらされた．これらを総称してバイオテクノロジー（biotechnology；生物工学ともいわれる）と呼ぶこともある．これ以降，生命のしくみの解明は，非常に速いスピードで進展しており，連日のように新しい知見が報告されている．それに触発されるように，医学と工学の連携・融合が進み，生体工学の成果も目に見える形で社会に表れ始めた．

　生体工学が対象とする生命，生物は，本来は人だけでなく動物，植物，時には細菌なども含まれる．また，人においても，全身(whole body)だけでなく，組織・臓器や細胞，血液など，対象はさまざまである．これらすべての対象を1冊で扱うには広すぎるので，本書では一部の例外を除いて人を対象として述べていくことにする．

1.2　生体工学で何を学ぶか

　生体工学は，生物学や医学と密接な関係をもつが，工学独自の領域で生まれ発展した機械工学，電気電子工学，材料工学などを基軸とした手法を取り入れることで，生体の機能と構造を理解して，産業・医療への応用を目指す学問分野である．本書は，機械工学を専門とする者が，生体工学を理解するのを手助けすることを目的としている（図1.2）．機械工学は，材料力学，機械力学，流体力学，熱力学の4つの力学(4力学)を基礎としていることから，本書の前半では「第3章　生体の材料力学」，「第4章　生体の機械力学」，「第5章　生体の流体力学」，「第6章　生体内の(熱)輸送現象」とし，4力学の基礎的な理論式から生体工学へと展開する形をとっている．本書の後半では，主に大学院生を対象として，機械工学の設計理論を生体工学へ展開していく際のアプローチを紹介する．

　生体工学には，基軸となるいくつかの要素研究があり，以下にあげる研究が行われてきた．それらの対象，目的，研究事例を示すことで，生体工学の学術的意義の理解への一助としたい．

(1) バイオニクス(bionics)
対　象：情報処理機能
目　的：感覚器官(受容器)，脳・神経系，筋肉などの情報認識，情報処理，記憶，情報伝達などの機能を解明し，その成果を利用する．
研究事例：大脳のモデル化から着眼されたニューラルネットワーク(neural network；

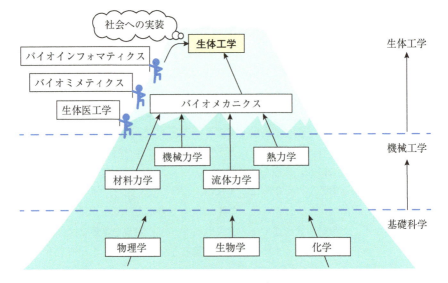

図 1.2　機械工学者が学ぶ生体工学
科学することは，登山に似ている．

神経回路網)．入力信号に重み付けをして多数決を行い，答えを出すというアルゴリズム開発に結びついた．これは本研究分野の端緒の1つである．

(2) バイオメカニクス (biomechanics)

対　象：運動機能，循環機能，呼吸機能
目　的：筋・骨格系，循環器系などの構造や，それらを構成する固体や流体の運動を力学的に解明し，その成果を利用する．
研究事例：人工関節の強度設計，自動車のシートベルトなどの安全設計．

(3) 生体医工学 (biomedical engineering)

対　象：人の生体機能全般
目　的：工学の知識を，疾患の診断や治療など医学へ応用することに主眼を置く．医用生体工学とも呼ばれる．
研究事例：人工心臓，人工腎臓(血液透析装置)などといった純機械的な人工臓器による失われた機能の再生．今後は生体由来の細胞やタンパク質を材料に用いる再生医療・組織工学との融合も進むと考えられる．

(4) バイオミメティクス (biomimetics：生物模倣)

対　象：生物固有の法則性
目　的：生物が環境に適応するために進化の過程で獲得してきた優れたしくみの人

工物への適用.
研究事例：鳥や昆虫の飛翔機構，海洋生物の泳法の機構，および，植物や昆虫などの表面の微細で周期的な構造が低摩擦，超撥水・超親水性，無反射，高接着性を示すメカニズムの解明およびその応用.
類似概念：環境負荷低減により持続可能な社会を実現することをコンセプトとしたバイオミミクリ（biomimicry）という概念も提唱されている.

1.3　生体工学の社会への実装

　生体工学の成果が社会に実装され，産業や医療に用いられている例は多岐にわたっている．ここでは，その代表的な例をあげ，生体工学の社会的意義を考えてみよう．図1.3は，産業分野，輸送分野，エネルギー分野，医療分野，健康・福祉分野などといった私たちを取り巻く社会へ，生体工学が実装された例を示したものである．

(1) 産業分野：低反射フィルム

　蛾の複眼の表面には，数百 nm 領域の微細で周期的な凹凸構造があり，モスアイ（蛾の目）構造と呼ばれている．光の波長よりわずかに小さいこの凹凸構造により，夜間の微弱な光を効率的に取り込むことや，光の反射を抑えて外敵から身を隠すことができる．原理的には屈折率が徐々に変化する膜があるのと同様に，光の反射を防いでいる．図1.3に示すモスアイ構造による低反射フィルム（モスアイ®，大日本印刷㈱）は，フラットパネルディスプレイや携帯電話における映り込みの低減などに利用されている．

(2) 輸送分野：空力抵抗の低減

　新幹線の開発においては，従来の鉄道では直面したことのないさまざまな新しい課題に直面した．その1つがトンネル微気圧波である．トンネルに高速列車が突入すると空気の圧力波が立ち上がり，列車の進行方向へ成長しながら音速で進む．列車の出口側では，この圧力波は，ドカンという凄まじい騒音を発生してしまう．新幹線500系（JR西日本）の開発では，トンネル断面が大きく車両断面が小さければ，トンネル微気圧波を低減できることに着目して先頭車両の形状設計がなされた．結果的に野鳥の「カワセミ」のくちばしから頭部にかけての形状にきわめて類似したものとなった．それは，奇しくも近未来を思わせる素晴らしい流線型となった．

(3) エネルギー分野：ビルの熱放散

　蟻塚には，煙突効果を促す迷路のような空気道があり，自然換気と水分蒸発冷却によって内部温度の上昇を抑えたり湿度を確保することで，シロ蟻が共生する菌類の住環境を維持していることが知られていた．この蟻塚の内部構造を模倣した建築として有名なものが，建築家マイク・ピアス（Mick Pearce）が設計し，アフリカ南部のジン

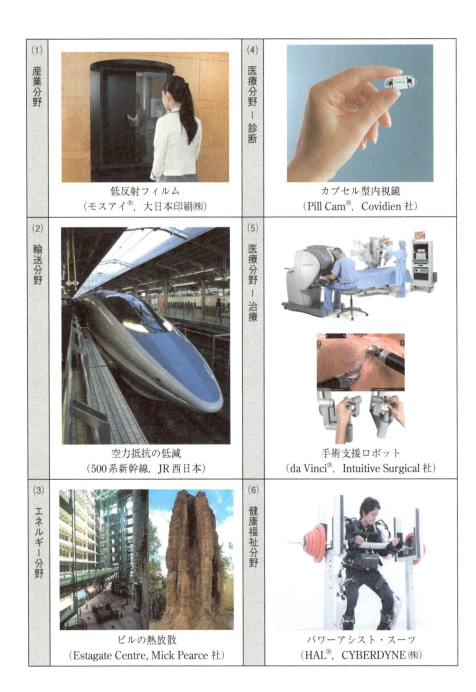

図1.3 生体工学の社会への実装

バブエ(Zinbabwe)共和国の首都ハラレに1996年に建設されたオフィスビルEstagate Centreである．10階建てのビルを縦に突き抜ける複数の煙突構造が設けられている．温度を30.6℃(87°F)に維持するのに，同市内の同一規模のビルと比べて空調はわずか10%のエネルギーで済むそうである．

(4)医療分野——診断：カプセル型内視鏡

内視鏡(endoscope)とは，撮像素子(charge coupled device, CCD)を取り付けたファイバーの先端を口，鼻，肛門から体内に挿入することによって，内臓の映像をモニタで観察する検査装置であり，工業用途でも利用されている．しかし，体の奥深く，特に小腸までは到達することができず，長い間小腸は内臓検査における暗黒大陸となっていた．そこで，図1.3に示すカプセル型内視鏡が開発され，米国，欧州，日本を含む世界各地の病院で検査に利用されている(PillCam®，コヴィディエン ジャパン㈱)．カプセル型内視鏡では，被検者は撮像素子や電池などを内蔵したカプセル(直径11 mm × 26 mm，質量3.45 g)を飲み込むだけでよい．従来の内視鏡に比べ，肉体的・精神的苦痛や感染症などの危険性が軽減・低減される．このカプセルは，体内において0.5秒間隔で約7時間の連続撮像を行い，その画像情報を無線通信によって体外の受信機に送信する．これまで，画像的な検査手段がまったくなかった小腸内部全体を，動画で診断することができる．本技術により，これまで発生がきわめて少ないとされていた小腸がんが発見されるなど，医療の常識を覆すデータも指摘され始めている．

(5)医療分野——治療：手術支援ロボット

1999年に米国で低侵襲手術とロボットを組み合わせた外科手術支援ロボット，ダ・ビンチ(da Vinci®，Intuitive Sugical社)が製品化された．このロボットは，図1.3に示すように，術者(外科医)が操作するマスターコントローラ，鉗子(物をつかんだり牽引したりするのに使用する医療器具)を装着した3本のロボットアーム，内視鏡アームで構成され，遠隔操作が可能である．数ヵ所の小さな切開部から低侵襲的に挿入された内視鏡で観察される画像を見ながら，コントローラで鉗子を操作して内視鏡手術ができる．超小型化された鉗子と，それを支える細いロボットアーム先端により，人間の手では成し得ない動きで高度な手術ができるというメリットがある．術者は直接患者へ触れるわけではないので，椅子に腰かけた無理のない姿勢で手術ができる．

(6)健康福祉分野：パワーアシスト・スーツ

人体に直接装着することによって，肢体の運動機能を補助，代行，さらには増幅する衣服型のパワーアシスト・スーツ(HAL®，Hybrid Assistive Limb，CYBERDYNE㈱)の研究開発が，筑波大学の山海嘉之教授らによって行われている．筋肉を動かそうとしたときに発生する生体電位の変化を皮膚表面に貼り付けたセンサ(筋電計：electromyograph)で検出し，手や足の関節部位に取り付けた角度センサで手足の動き

を，足部に取り付けた床反力センサで重心位置などを検出し，これらの信号を総合的に判断してモータを制御したり，データベース化された人の基本動作や動作中の人の各種情報からパワーアシスト・スーツ自らが装着者に先立ってその動作を開始したりするしくみである．これは，障がい者や高齢者だけでなく，健常者も利用可能な技術であり，サイボーグの1つと考えることもできる．サイボーグとは，サイバネティック・オーガニズム(cybernetic organism)の略で，生体の低下もしくは喪失した身体機能を補う人工器官を移植した生体を意味するサイエンスフィクションなどで用いられてきた言葉である．

1.4 計測・製造・情報技術

　バイオミメティクスに代表されるように，生体工学では生物が環境に適応するために進化の過程で獲得してきた優れたしくみに着想することが多い．これらのしくみの寸法はマイクロメートル領域(10^{-6} m)からナノメートル領域(10^{-9} m)と，従来の生産技術に比べて桁違いに小さいという特色がある．また，細胞環境や生命活動の維持に関与するタンパク質などの有機物質を材料として使うというのも，工業製品にはあまりない発想である．

　応用のためには，考案された装置やシステムが量産できなければならない．そのためには，試作した人工物を評価するための計測技術と，安定的に製造するための製造技術の両方が必要となる．図1.4は，生体工学の社会への実装に際して必要とされる計測技術と製造技術について，求められる機能を示したものである．形状や寸法などの各項目において，左から右へと適用範囲の拡張が進んでいる．これからの生体工学では，3次元形状，マイクロメートル(μm)からナノメートル(nm)の寸法，無機材料だけでなく有機材料，もしくは複合材料でも機器やシステムが形成できることが求められていくであろう．また，大量生産に向く使用条件が限定されない万能な生産品(ユニバーサルプロダクツ)より，消費者の注文に合わせた少量生産品(オーファンプロダクツ)を生産していくことが増えていくであろう．

　計測技術としては，原子レベルで観察可能な電子顕微鏡(electron microscope)は言うまでもなく，ナノメートル領域の観察に適した走査型プローブ顕微鏡(scanning probe microscope，SPM)や，マイクロメートル領域の観察に適した共焦点レーザ走査型顕微鏡(confocal laser scanning microscopy，CLSM)がある．これらは，穴径が小さくその深さが長い(アスペクト比が大きい)微細形状の観察や寸法計測を，ある程度可能としたことが大きい．SPMは，先端を尖らせた探針を，物質表面をなぞるように動かして表面状態を観察する顕微鏡である．CLSMは，試料の特定の狭い範囲にレー

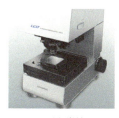 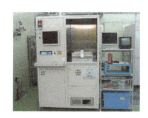 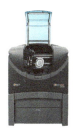

レーザ顕微鏡　　　　　　MEMS製造装置　　　　　3Dプリンタ
（©オリンパス㈱）　　　　　　　　　　　　　　　（©Stratasys社）

図1.4　生体工学の社会への実装に必要とされる計測技術と製造技術
左から右へと適用範囲の拡張が進む．

ザ光の焦点を合わせることで，厚い試料でもピントを合わせた画像を得ることが可能な顕微鏡である．

　製造技術としては，MEMS（micro electro mechanical systems）製造技術，3次元造形技術，生体吸収性スキャホールド成形技術などがあげられる．

(1) MEMS 製造技術

　MEMSは微小電気機械システムと訳される集積デバイスのことである．成膜，フォトリソグラフィ（photolithography），エッチングなどといった半導体製造プロセスを用いた微細加工によりセンサ（sensor）やアクチュエータ（actuator）などをシリコン（Si）などの1つの基板に製造する．加工したシリコンを母型（マスターモールド）として，樹脂などの有機物質の成形を行うこともできる．

(2) 3次元造形技術

　現代のものづくりでは，コンピュータを用いた3次元設計ソフト（3-dimensional

computer aided design, 3D-CAD)で作成したデータを，加工装置などに直接転送して加工している．3Dプリンタに代表される3次元造形技術は，3D-CADと光造形法などの印刷技術を融合し，x-y方向の2次元印刷を厚さz方向に積層することで，直接最終

コーヒーブレイク　3Dプリンタの発明

1995年に，小玉秀男とチャールズ・ハル(Charles W. Hull)を共同受賞者として，イギリスのランク賞(光学電子部門)が授与されている．小玉は光造形法の原理を発明した功績が，ハルは光造形法の特許と実用化の功績が認められたそうである．業務用3Dプリンタの主力メーカーは，3Dシステム社(3D System Inc.)とストラタシス社(Stratasys Ltd.)の2社であるが，ハルは3Dシステム社の創業者である．

20世紀は鉄と石油の時代，電気の時代といわれた．21世紀はプラスチック(樹脂)の時代，光の時代と呼ばれており，確かに私たちの身の回りは樹脂であふれている．樹脂成形には金型が必要で，量産金型の製作には数カ月から半年を要し，費用も一式数百万円以上，さらには数千万円するものまである．3Dプリンタは，CADデータから一気に樹脂成形品を作り出すことができるため，今までの「ものづくり」を根底から覆す可能性がある．

表1.1に示すように寸法精度，加工スピード，機械強度などが異なるさまざまな方法が実用化されており，材質も樹脂だけでなく金属の成形もできる．

表1.1　成形原理による3Dプリンタの分類

硬化方法		材料供給方法	成形材料	寸法精度	機械的強度
光造形方式	面露光	樹脂槽	ABS, PP* など	○	△
	レーザ				
	UVランプ	インクジェット	ABS, PP*, ラバーなど	◎	△
熱溶解積層方式		フィラメント	ABS, PLA* など	×	△
粉末式	レーザ焼結	金属樹脂槽	金属	○	○
	積層接着	インクジェット	石膏	△	×

ABS：アクリロニトリル−ブタジエン−スチレン共重合体，PP：ポリプロピレン，PLA：ポリ乳酸

製品を立体造形できる.

(3) 生体吸収性スキャホールド

　細胞移植だけでは3次元構造を有する組織の再生は容易ではなく，スキャホールド（scaffold）と呼ばれる足場が用いられる．これは，張子の虎の枠組みを竹細工で作っておき，それに紙を貼り付けることで，紙という2次元材料から3次元立体を造形するのと同じ原理である．医療応用では，枠組みが生体内でやがて溶けてなくなる必要があり，生体吸収性スキャホールドの研究開発が盛んである．幹細胞などの神経系，骨芽細胞，線維芽細胞，平滑筋細胞など多くの細胞の増殖と分化に用いるスキャホールドが提供され始めた．

　このほか，ものづくりでは情報の活用も有用である．バイオインフォマティクス（bioinformatics）は，遺伝子のゲノム解析やタンパク質のプロテオーム解析といった生命がもっている情報を網羅的に分析することで，生命現象を解明することを目指す融合技術である．生体工学では，例えば動物，植物，昆虫の体表や素材の電子顕微鏡写真を大量に収集したデータベースを構築し，技術革新へ役立てようとする試みもある．

[参考文献]
1) 山口昌樹，新井潤一郎(著)，生命計測工学，コロナ社(2004)
2) 山口昌樹，竹田一則，村上 満(著)，人間科学と福祉工学，コロナ社(2007)
3) 日本生体医工学会(編)，先端医療を支える工学，コロナ社(2014)
4) 日本機械学会(編)，機械工学便覧　デザイン編 $\beta 8$：生体工学，丸善(2007)
5) 前田龍太郎(編著)，池原 毅，小林 健，単 学伝(著)，MEMSのはなし，日刊工業新聞社(2005)

【演習問題】

1. （ a ）〜（ e ）に最も適切と考えられる語句を，下記の選択語句から1つずつ選んで答えよ．

　　生体工学とは，生命・生物の機能を解明し，それに基づいてそれらの機能を利用したり，同等以上の機能をもつ模倣，代替システムを構築しようとする学問分野である．研究対象は生体の感覚器官，（ a ），材料・構造，運動機能，循環機能などさまざまであり，（ b ）機器，健康福祉機器，産業機器へと応用される．生体工学には，力学を基礎としてヒトや動物の運動を研究する（ c ），生物が環境に適応するために進化の過程で獲得してきた優れたしくみを解明して人工物へ適応する（ d ）やバイオニクスがある．（ e ）は，（ d ）の代表的な研究成果として有名である．

> 選択語句：バイオロジー　バイオミメティクス　バイオメカニクス
> 　　　　　バイオインフォマティクス　脳神経機能　エネルギー代謝　医療
> 　　　　　理学　幹細胞　モスアイ構造　再生医療　ニューラルネットワーク

2. 下記の語句について，それぞれ約100字で説明せよ．
(1) バイオテクノロジー

(2) 生体医工学

(3) MEMS 製造技術

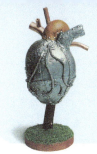

第2章 人体の構造と機能

　医学の分野には，生物の形態と構造を研究する解剖学（anatomy）と，生命現象を機能の側面から研究する生理学（physiology）がある．一方で，人という高度に発達した複雑な生命体の構造と機能を工学的側面から理解するための方法論として，人間工学やバイオメカニクスなどが発達してきた．人間工学を換言すれば，「人を理解するための技術」となり，米国では human engineering，欧州では ergonomics などと呼ばれている．呼び方は異なるものの，いずれもヒトと機械（システム）の整合，すなわちヒューマン・マシン・インタフェースをとることを目的としている点で同じである．人は感情をもった生き物であるが，ここでは人体をあたかも1つの機械システムであるかのように取り扱うことで，その構造と機能を概観していこう．

> **第2章のポイント**
> ・筋骨格系について理解しよう．
> ・人体における情報伝達や感覚について理解しよう．

2.1　人体の機能の分類

2.1.1　構成要素

　解剖学に基づいて人体の構成要素について考えてみると，下記のように分類される．
（1）筋骨格系：体を支える骨格系と骨格の運動を引き起こす筋系
（2）循環器系：左心室－大循環－右心室－肺循環
（3）神経系：大脳－脳幹－脊髄－末梢神経
（4）内分泌系：下垂体，甲状腺，副腎髄質，副腎皮質，膵臓など
（5）呼吸器系：鼻－気管－肺
（6）消化器系：口腔－食道－胃－小腸－大腸－直腸－肛門，肝臓など
（7）その他：泌尿器系，生殖器系など

　このような医学的分類が一般的ではあるが，工学的立場からは関係する構成要素のサイズに目を向けておくことも重要である．なぜなら，解析では扱う対象の大きさによっても用いるモデルの近似条件などが異なるからである．人体の構成要素をそのサ

イズで考えると，タンパク質はナノメートルオーダ，染色体はマイクロメートルオーダである．細胞の長さや太さは数十から百マイクロメートル，組織は数十センチメートル程度である．このように，興味がある人体の構成要素によって，ミクロな視点からマクロな視点まで，どの寸法領域で取り扱うかが変わってくる．またヒューマン・マシン・インタフェースという点では，日常生活で必要な運動機能だけでなく，私たちが日頃意識しない神経活動やエネルギー代謝まで取り扱うことがある．

2.1.2 システムとしての特性

人体を1つの機械システムとして見たとき，そのシステムの特性は表2.1のように整理できる．人の形態とは，身体という構造物の各部位の構造と機能，形状寸法や組成などを意味する．一方，人が備えている全身的な能力は，感覚，身体的作業能力，情報処理能力，生理的負担と疲労などに分けられる．そして，これらの能力は，照明，色彩，温冷，音，振動，気圧などといった人が置かれた空間の環境の影響を受けて変化する．

表2.1 人の特性のとらえ方

1. 人の形態	身体構成（重心，体積，質量など） 体型（各部の寸法形状） 体組成（体脂肪率など）
2. 感覚	視覚，聴覚，嗅覚，味覚，体性感覚，内臓感覚
3. 身体的作業能力	基礎的生理値 筋力 酵素摂取能力 生体リズム
4. 情報処理能力	反応時間 記憶 制御特性（伝達関数）
5. 生理的負担と疲労	エネルギー代謝 作業効率 疲労

2.2 人体の構造と機能

生体工学で扱う構造や機能は生理学で扱う人体の構造・機能と同じであり，生命活動を維持している細胞，組織，器官などの構造・機能である．

2.2.1　筋骨格系と運動・姿勢の制御

　人体は約200個の骨からなる．骨および骨と骨とを橋渡しする骨格筋により人体は形作られる．こうした**筋骨格系**(musculoskeletal system)は関節の運動を司り，臓器を保護している．骨は硬い結合組織であり，図2.1に示すように骨の表層部を構成する**緻密質**(compact bone)と，内部を構成する**海綿質**(cancellous bone)の2種類の構造がある．緻密質の材質はタンパク質の一種であるコラーゲンで，その断面には中心にハバース管と呼ばれる管がある．この管に対して同心円状に骨の板が積層された構造をしており，これを骨単位と呼ぶ．この骨単位という構造は，骨の最も力の加わる部分で観察され，大腿骨では骨全体に広がる．海綿質では，アパタイトと呼ばれるリン酸カルシウムを主成分とする繊維質がコラーゲン繊維で補強されている．この海綿質の構造，すなわち骨の内部構造は鉄筋コンクリート(reinforced concrete, RC)構造に例えられることがあり，コラーゲン繊維が引張応力に耐える鉄筋に，アパタイトが圧縮応力に耐えるセメントに相当する．つまり，骨は複数の素材からできた複合材料である．他の生体組織も多くは複合材料となっている．

　図2.2に示すように，筋骨格系において，骨と骨を連結している構造が関節で，骨格筋は1つの骨からすぐ隣，あるいは数個飛び越えて他の骨に付着している．骨と骨格筋の付着部分のうち，収縮時に体幹との相対位置が変わらない方を起始，収縮時に体幹に対して位置が動く方を停止と呼ぶ．つまり，体幹に近い方が起始，遠い方が停止となることが多いが，動作によっては逆になる相対的な呼び方である．また，関節

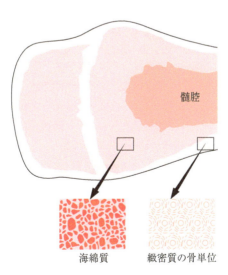

図2.1　骨の組織（緻密質と海綿質）

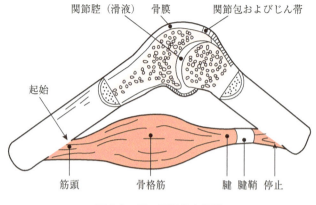

図2.2 骨，骨格筋と関節

の運動方向によって動作の呼称が決められており，骨格の長軸を折り曲げる運動を**屈曲**(flexion)，骨格の長軸を伸ばす運動を**伸展**(extension)，骨格の長軸を中心に外向き・内向きに回転させる運動を**回旋**(rotation)と呼ぶ．筋肉は収縮することしかできず，身体動作を行うときに複数の筋肉が同一方向に協調して運動を行うことを**協調動作**(coordinated movement)，互いに反対方向の運動を行うことを**拮抗動作**(antagonistic movement)という．なお，全身で仰向けに寝た状態を**仰臥位**(supine position)，腹這いに寝た状態を**腹臥位**(prone position)という．

2.2.2 循環器系と血流の制御

循環器系(cardiovascular system)は，心臓をポンプとした血液循環システムであり，全身の細胞・組織への酸素や栄養の分配と老廃物の回収，体温調節や水分調節など，複数の機能を担っている．その経路は，心臓－動脈－毛細血管－静脈－心臓という閉ループを構成しているので，閉鎖血管系ともいう．動脈，静脈，毛細血管にリンパ管を加えたものは**脈管系**(vascular system)と呼ばれる．

人体の血液量は体重のおよそ1/13といわれており，体重50 kgの人の血液量は約4 kgとなる．図2.3には，血管を流れる血液の組成を示す．血液は55%の液体成分と45%の細胞成分に分けることができる．液体成分は血漿と呼び，水分90%とタンパク質7%が主で，その他は糖質，脂質，無機塩類などで構成されている．細胞成分は，重量比で赤血球が96%，白血球が3%，血小板が1%である．なお，血液を凝固させたときに，上澄みにできる淡黄色の液体成分を血清という．

体液は，体重の約40%を占める**細胞内液**(intracellular fluid)と体重の約20%を占め

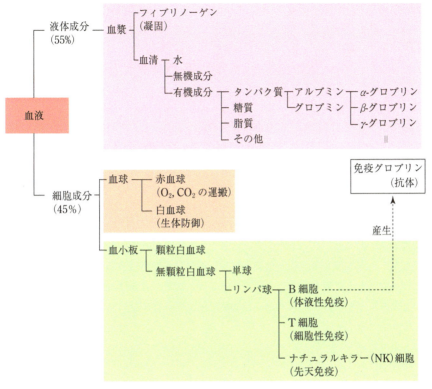

図 2.3 血液の組成

る**細胞外液**(extracellular fluid)に分類され，細胞外液は血液とリンパ液の管内液(体重の5%)と，間質液や眼房水などの管外液(体重の15%)に分けられる．リンパ液は毛細血管から浸出した漿液性の液体のことであり，血液の血漿成分からなる．リンパ管を流れるリンパ液と，組織において細胞間を流れる**間質液**(interstitial fluid)は，一部濃度の異なる成分もあるが基本的に同じものである．

また，体液にはイオン伝導性を示すものと示さないものの2種類の物質が溶解している．前者が電解質であり，溶液中ではイオンに電離(イオン化)している．NaCl(食塩)のように固体でもイオン結晶として存在しているものと，HClのようにイオン結合性の弱い分子が溶媒分子との相互作用によってイオンに電離するものがある．主な細胞内液電解質(electrolyte)はカリウムイオン(K^+)，マグネシウムイオン(Mg^{2+})，リン酸イオン(HPO_4^{2-})，細胞外液電解質はナトリウムイオン(Na^+)，塩化物イオン(クロライドイオン，Cl^-)である．電解質の濃度は，1 molの分子量をイオンの原子価

で割った値であるグラム当量（g または Eq）で表され，例えば Ca^{2+} の1グラム当量は $40 \div 2 = 20\,g$ である．

　循環器系は一定の状態を保つために自動制御されているが，何を目安に自動制御されているのだろうか．診療目的で人を検査する際の被測定量の候補としては，血圧，血流量，心拍数，末梢の血管抵抗などが考えられる．一方，人体は，図2.4の循環器系における血圧調節のしくみに示すように，大動脈や頸動脈の内壁に圧受容器と呼ばれる圧力センサを備えている．何らかの原因で血圧が上昇し，その圧力で動脈壁が伸ばされると，圧受容器は高頻度のパルス信号を脳の血管運動中枢へ送り出す．その結果，脳は心臓へ送る神経信号の頻度を低下させてそのポンプ作用を低下させるので，血圧は元の正常値に戻っていく．逆に動脈の血圧が低下すると，圧受容器のパルス信号も低下し，心臓への神経信号の頻度が増加するため，ポンプ作用は増加する．このように，中枢神経系が（自律神経系を介して）短期的に調節しているのは動脈血圧である．動脈血圧が一定に保たれるため，その結果として細胞や組織の血流量が十分に保たれる．もし，循環機能を表現する数値から神経系の活動を観察する量を1つだけ選ぶとしたら，動脈血圧が最も適していることになる．なお，人体はこのような負のフィードバック機構を多数備えており，この機構が後述するホメオスタシスを維持するしくみとなっている．

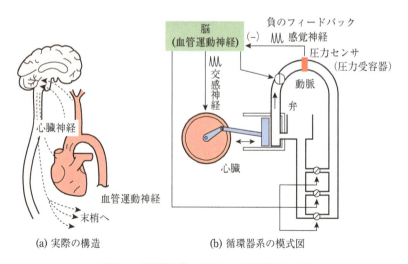

図2.4　循環器系における血圧制御のしくみ
［R. F. Rushmer, *Cardiovascular Dynamics*, W. B. Saunders Company（1976）を改変］

2.2.3 身体の制御系と情報伝達

　人体は，多くの**器官**(organs)から構成された個体であり，その生命を維持するために体の内部状態を一定に保ち，外界(環境)からの独立性を維持している．例えば，循環器系では心拍数や血圧，**呼吸器系**(respiratory system)では呼吸数やガス濃度，**代謝系**(metabolic system)では体温や血糖値(血中のブドウ糖濃度)がある一定の定常値に維持されており，急激な運動などでこれらの値が変化しても，しばらく安静にしていると定常値に戻ることを私たちは日常生活の経験から知っている．これは，人に限らず生命の一般的な性質と考えられており，**ホメオスタシス**(恒常性：homeostasis)と呼ばれる．このホメオスタシスを維持するために，さまざまな自動調節機構が存在して情報が伝達され，各器官が協同的に働いている．

　この自動調節機構の中心的な役割を担っているのは，**神経系**(nervous system)による神経性調節と，**内分泌系**(endocrine system)による体液性調節であり，この2つのシステムは協調して働く．

(1) 神経系と脳の構造

　神経系は，制御系のうちで最上位に位置する．神経系は各器官を統率して適切に働かせるための指揮者であり，各器官間の連絡者でもある．脊椎動物の神経系には，脳と脊髄からなる**中枢神経系**(central nervous system)と，中枢神経系と末端の受容器とを結ぶ**末梢神経系**(peripheral nervous system)がある．さらに，末梢神経系は**体性神経系**(somatic nervous system)と**自律神経系**(autonomic nervous system)からなる．中枢神経は，体内の環境を一定に保つとともに，見る・聞く・歩くなどの感覚・運動機能，さらには喜怒哀楽などの感情，言語の理解など高次の精神機能までを担っている．また，自律神経系は，**交感神経系**(sympathetic nervous system)と**副交感神経系**(parasympathetic nervous system)からなり，人のほとんどの器官はこれらの**二重支配**(double innervation)を受けており，活性化(亢進)と鎮静化(抑制)の両作用が働くしくみとなっている．

　図2.5に示すように，脳は**大脳**(cerebrum)と間脳からなる前脳(終脳)，**中脳**(midbrain)，および**小脳**(cerebellum)からなる．間脳は，視床と視床下部からなり，大脳半球に対する(嗅覚を除く)ほぼすべての入力と出力を，下位の中枢神経系へ中継する信号の交差点となっている．小脳に橋と延髄を加えて菱脳(りょうのう)と呼ぶこともある．また，中脳，橋と延髄を脳幹と呼び，この小さな部分に生命維持機能を備えている．

(2) 神経系と内分泌系

　神経信号は，イオンが細胞膜を通過することにより伝達されるので，電線を電気が伝わるような電気信号よりもスピードは遅くなるが，交感神経系は非常に速い情報伝達が可能である．その情報伝達スピードは神経線維の太さによって異なるが，末梢神

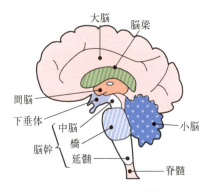

図2.5 脳の中央断面構造
中央断面図では海馬は見えない.

経でも秒速1mほどある. そして, 神経系の情報伝達には電気パルスだけでなく**神経伝達物質**(neurotransmitter)が関与している.

　内分泌(internal secretion)とは, 内分泌腺がホルモンを分泌することを指し, 主な内分泌腺は下垂体, 甲状腺, 上皮小体, 膵臓, 副腎, 卵巣, 精巣, 松果体などである. すなわち, 内分泌系とはホルモン作用そのものである. ちなみに, 汗や唾液は体外に分泌されるので, 汗腺や唾液腺は外分泌腺とも呼ばれる. ホルモンは, 生体の器官または組織で生産される極微量の化学物質で, 血液によって全身に運ばれ, 特定の器官の細胞(標的細胞)に特異的な生理作用を発現させる. つまり, ホルモンは代謝の調節のために所定の器官に情報を伝える化学伝達物質(メッセンジャー)であり, その役割は神経系と似ている面もある. 内分泌系は, 血流を介しているため神経系に比べ情報伝達に時間がかかるが, 一度に広範囲の器官に情報を伝えることができるという長所もある. なお, ノルアドレナリン(＝ノルエピネフリン)など神経末端から分泌されるホルモンもある. 内分泌系は, それ自身がもつフィードバック系と神経系による二重の調節を受けており, 神経系と切り離して論じることはできない.

(3) 情報の伝達

　例えば, 人のストレスシステムを例にとると, 生体の2大制御系は図2.6に示すように**視床下部 − 交感神経 − 副腎髄質系**(sympathetic nervous- adrenal medullary system：**SAMシステム**)と, **視床下部 − 下垂体前葉 − 副腎皮質系**(hypothalamic-pituitary-adrenocortical axis：**HPAシステム**)の2つで構成されている. この図は, 脳が刺激を受けてから心臓に命令が伝わるまでの過程を示している. SAMシステムでは, 神経系はイオンによる活動電位で情報を素早く送っているが, 神経末端の細胞は, 直接この活動電位の情報を受け取ることができない. よって, 神経末端の細胞では神経伝達

物質(図ではノルアドレナリン)と呼ばれる生化学物質をメッセンジャーとして用いている．

一方，HPAシステムは，脳はまず視床下部に存在する神経細胞でCRH

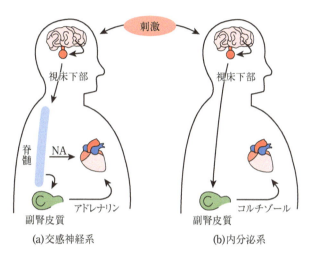

(a) 交感神経系　　　　　　　　(b) 内分泌系

図2.6　ストレスシステムにおける生体の2大制御系
NAはノルアドレナリン．

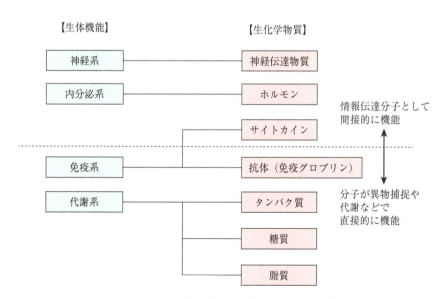

図2.7　生体機能とそれに関連する生化学物質

（corticotropin-releasing hormone：副腎皮質刺激ホルモン放出ホルモン）というホルモンを分泌する．その後何段階かの情報伝達を経て，副腎皮質からコルチゾールというホルモンを血液中に分泌し，血液の流れに乗せて標的となる細胞や組織へと運ぶことで，それをメッセンジャーとした情報伝達を行っている．生化学物質には，図 2.7 に示すように，それが生体機能の情報伝達分子として間接的に機能するものと，その分子が異物捕捉や代謝などに直接寄与するものがある．

2.3 受容器と生体量

人体と外界との境界にあり，両者を結びつけるインターフェイスの役目をしているのが**感覚**（sensation）である．

2.3.1 感覚とその受容器

人が置かれた空間である体外環境からの外的刺激だけでなく，内臓など体内環境からの内的刺激を，感覚神経の活動電位というデータ（電気信号）に変換するのが**受容器**（receptor）である．ここでいう刺激は光，熱や圧力などのエネルギーをもつものであるため，工学的には受容器は物理量や化学量を電気エネルギーに変換するセンサと考えることができる．受容器に刺激が加わることを**受容**（reception）といい，刺激が受容されてから活動電位に変換されるまでの過程を**感覚**（sensation）という．そして，感覚されたデータをもとに刺激の性質や構造など，量的・質的区別がなされる過程を**知覚**（perception）という．

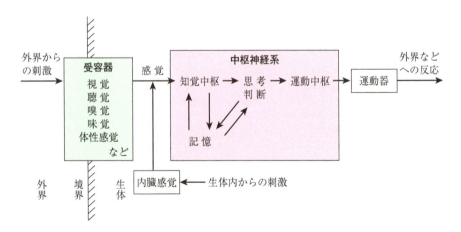

図 2.8　感覚と知覚

図 2.8 には，感覚と知覚の関係を示す．ここで重要なのは，知覚は集積された知覚のパターンである記憶という**知識**（knowledge）をもとにして意味づけが行われていることである．この過程を情報の認識という．ただし，受容器でとらえられた活動電位がすべて記憶を司る大脳皮質に到達して処理されているわけではない．もしそうであれば，私たちは全身に分布する膨大な受容器からの情報を常に知覚し続けることになるし，大脳はそのデータ処理でパンクしてしまうだろう．そのため実際には，脳幹や脊髄反射などでも姿勢や内臓の調節が行われている．すなわち，知覚されない感覚もある．

受容器では，加えられた刺激の絶対量を知覚することはできないが，刺激の量の差異を知覚することができる．エルンスト・ハインリヒ・ヴェーバー（Ernst Heinrich Weber）は，持続性の刺激 S が加わっている状況で新たに刺激を加えたときに，知覚できる最小の刺激差 ΔS は，もともと加わっていた刺激 S の大きさに比例することを発見した．

表 2.2 感覚の種類

感覚の種類			受容器
特殊感覚		視 聴 嗅 味 平衡	目 耳 嗅粘膜 味蕾 内耳の前庭器（角加速度：三半規管，直線加速度：卵形嚢）
体性感覚	皮膚感覚	痛 温 冷 触 圧	｝自由神経終末 ｝マイスナー小体やパチニ小体など
	深部感覚	筋伸張や関節の位置など	筋紡錘，機械受容器，自由神経終末など
内臓感覚	臓器感覚	飢餓感 渇き 悪心 尿意・便意 性欲	｝各部の受容器と視床下部・大脳の判別
	内臓痛覚	胃痛，胸やけ，虫垂炎の痛みなど	自由神経終末

$$\frac{\Delta S}{S} = \text{constant} \tag{2.1}$$

　この関係をヴェーバーの法則（Weber's law）という．この式はもともと加わっていた刺激 S が大きいほど，差の大きな刺激でないと知覚できないことを意味している．

　感覚は，刺激とその受容器によって，表2.2のように特殊感覚，体性感覚，内臓感覚に大別される．特殊感覚には，視覚，聴覚，嗅覚，味覚，平衡感覚がある．体性感覚は，皮膚，粘膜，筋，腱，関節に存在する受容器により知覚される痛，温，冷，触，圧覚の皮膚感覚と，筋肉の伸長や関節の位置感覚などの深部感覚である．内臓感覚は，飢餓感，渇き，悪心，尿意・便意，性欲などの臓器感覚と，胃痛，胸やけ，虫垂炎の痛みなどの内臓痛覚である．

2.3.2　生体量の種類

　臨床診断・治療やスポーツ科学，生体信号による福祉機器の制御など，さまざまな目的で生体情報が利用されている．図2.9は，機械量と生体量の関係を示す模式図である．生体に関するさまざまな物理量・化学量が計測されており，国際単位系（International System of Units, SI 単位系）という体系化された計測の基準が利用される．

（1）圧力—循環器系の血圧，呼吸器系の気道内圧，消化器系の膀胱内圧，脳の頭蓋内圧など

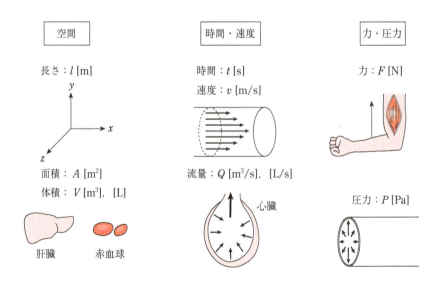

図 2.9　機械量と生体量の関係

(2) 流れ—循環器系の血流量，血液流速，呼吸器系の肺活量(肺気量)，大脳の血流量など
(3) 運動と力—筋骨格系の変位，角度，速度，角速度，加速度，角加速度，および筋収縮速度，循環器系の血管径，心臓の拡張・収縮，筋収縮力，重心動揺，心音など
(4) 体温と熱流—体温，皮膚温，臓器温度，体表の熱放散量，熱流量
(5) 電磁気量—循環器系の心電，神経系の脳波，眼球運動，筋骨格系の筋活動電位，および神経細胞膜電位，心磁図など
(6) 化学量—pH，Na^+，K^+，Ca^{2+}，Cl^- などのイオン濃度，循環器系の血中酸素飽和度，代謝系のブドウ糖濃度，コレステロール濃度，および神経内分泌系の神経伝達物質，ホルモンなどのバイオマーカー，DNA，mRNA，miRNA など

2.3.3 生体量の定量化

生体現象に限らず未知の現象を理解するには，まずその現象を引き起こしている原因が何であるかを理解するために定性分析(qualitative analysis)が行われ，次に原因の絶対量を求める**定量分析**(quantitative analysis)が行われるのが一般的である．体温や心拍数は℃，bpm (beats per minute) という物理量に，血糖値は g/L，mol/L といった化学量に数値化して客観的に評価することができる．しかし，人間を計測対象とした場合，被測定量は物理量や化学量だけではない．人は，視覚，聴覚，触覚，味覚や体性感覚，内臓感覚から入力された膨大な情報を脳でリアルタイムに処理して外界を認識しており，脳内に生じた心理的状態を美味しい，疲れた，楽しいなどの言葉で間接的に表現している．

一方で，例えば腕の機能に障がいがある場合，腕のどの関節や筋肉にどの程度の機能障がいがあるのか，そういった障がい者は人口あたり何%なのかといったデータベースも整備の途上にあり，基準値を設けるのも容易ではない．すなわち，感性のような未知量の定量化には，その科学的・医学的な根拠，すなわち**エビデンス**(evidence)となるデータをどのように収集し，解析するかが重要である．

2.3.4 正常値と基準値

生体量の正常値は，一体どのようにして決められているのだろうか．正常値には，統計学的に決められた値と，生化学的限界値から判断された値の2種類がある．グラフにした場合，血糖値，血清カリウム濃度，血中尿素窒素など多くの検査値はある値の周辺に多く分布し，その値から左右に遠ざかるほど，頻度が低くなり左右対称で釣鐘型の正規分布となる．そこで，統計学的により決められた正常値は，正常人集団の

平均値(mean)と標準偏差(standard deviation, SD)から「mean ± 2SD」の範囲とされており，この範囲にデータの95.4%が含まれる．よって，1人の健常者がもし「互いに独立した」20種類の検査を受けると，どれか1つの検査値($1/20 = 5$%)は正常範囲から外れてもおかしくない．つまり，検査結果が正常範囲から外れていたからといって直ちに病気であると早合点してしまうのは危険である．

一方，生化学的限界値は，この正常値の一部，特に上限値を2SDの範囲よりも制限したものとなっている．なぜこのようなことが必要かというと，例えば総コレステロールは冠状動脈硬化症の臨床的な危険値が220 mg/dLとわかっているが，上述の統計学的方法のみで判断すると特に高齢者では220 mg/dLを超えてしまっても正常範囲になってしまうことがあるからである．このように，正常値が正常人すべてを表す値ではないことから，医療診断では基準値，参考値や基準範囲という表現を用いるようになった．

2.4 生物がもつ固有の法則

これまで述べてきた生理的機能とは，生命活動を維持するために細胞，組織，器官の機能を制御する複数の生体機能のことである．生理的機能に固有な法則の例として，全身に関わるホメオスタシスと生物リズムをあげておく．

(1) ホメオスタシス

ホメオスタシスは，19世紀半ば，生理学者のクロード・ベルナール(Claude Bernard)により提唱された概念であり，その後医学に強い影響を与え続けることになる．私たちの体で，どうしても一定に保たなければならない値は，体温，pH，血糖値，タンパク，酸素濃度，ナトリウム，カルシウムといった，生命維持に関わるある程度限られた値である．pHは，水素イオン濃度であり，酸-塩基平衡の程度を示す指標である．通常，血液のpHは，ややアルカリ性に偏った$7.4 ± 0.05$という非常に狭い範囲に維持されていて，片方に0.4でもずれると生命維持ができない．心臓は，酸性に偏ると弛緩した状態で，アルカリ性に偏ると収縮した状態で，打つのを止める．

食物として取り入れられるエネルギー源として最も利用しやすいのはブドウ糖であり，その血液中の濃度を血糖値という．血糖値は，通常100 mg/dLぐらいに保たれており，その半分ほどの50 mg/dLを下回る状態を低血糖と呼び，この状態が続くと大脳のエネルギー代謝が維持できなくなり，重篤な場合は死に至る．一方で，血糖上昇に対してはそれほど厳格にコントロールされているわけではなく，200 mg/dLの高血糖でも自覚症状はなく，それが直接生命に関わるわけではない．このように，パラメータがある一定の範囲に維持された状態にあることは重要であるが，その許容範囲

や厳格さは，パラメータによって異なっている．

また，人体では体液の量とそれに含まれる電解質の濃度(浸透圧)が一定の値に保たれ，そのために1日に摂取する水分量と排出する水分量には平衡が保たれている．体液を10%失うと重篤となり，20%失うと通常死に至る．このように，体液の浸透圧を一定に保つ調節機構は魚類以上の動物に存在し，体温を一定に保つ調節機構は鳥類以上の動物に存在するなど，高等生物ほどより厳格なホメオスタシスを維持する機構を備えている．

(2) 生物リズム

人には1日から1年程度の短・中期的な時間で，周期的に変動する生体量がある．この現象は生物リズムと呼ばれており，表2.3に示されるように20時間未満から1年程度の周期性が発見されている．特に，**サーカディアンリズム**(circadian rhythm：概日リズム)は，ほとんどすべての生物でその存在が証明されており，代表的なものとして睡眠，体温調節，交感神経の活性，成長ホルモン分泌などがあげられる．サーカトリジンタンとしてはヒトの性周期，サーカアニュアルとしては哺乳類の冬眠があげられる．哺乳動物，鳥類および無脊椎動物では，生物時計の存在部位およびサーカディアンリズム発生機構の一部が解明されている．なおこれらは，心理的要素の影響も強く受けることが注目されている．

表2.3 生物リズムの種類

周期	名称		環境要因
	和名	英名	
1日未満 $t < 20\,\text{h}$	ウルトラディアン	Ultradian	地球の自転
1日 $20\,\text{h} < t < 28\,\text{h}$	サーカディアン	Circadian	
1日以上 $t > 28\,\text{h}$	インフラディアン	Infradian	

* 1週間はサーカセプタン(7 ± 3 days)，2週間はサーカジセプタン(14 ± 3 days)，3週間はサーカヴィジンタン(21 ± 3 days)，1ヶ月はサーカトリジンタン(30 ± 3 days)，1年はサーカアニュアル($1\,\text{year} \pm 3\,\text{months}$)といい，これらはすべてインフラディアンに含まれる

コーヒーブレイク　モデル化について

　生体工学では，生体を工学的視点でさまざまな切り口から表現することで理解していくわけであるが，それには事象を表現するモデル(模型)が必要となる．元の事象が複雑な現実とすれば，モデルとはその事象のある一面に着目して簡略化(近似)することで，より人間に理解しやすい形で表現したものである．典型例として，数学的に表現する数理モデル，確率・統計的に表現した確率統計モデルや，飼育条件や遺伝子がコントロールされた生物モデル(狭義のモデル生物とは異なる)などがある．

　モデルを用いた事象の理解，すなわち解析には，事象を時間によらず一定として扱う**静解析**(static analysis)と，事象を時間の関数として扱う**動解析**(kinetic analysis)がある．また，事象を特性づける定数をいくつかの離散点に集中して仮定する集中定数システムと，空間的な分布を無視できない分布定数システムがある(第7章)．このとき，事象を記述する物理法則を数学的な方程式で表したものを，**支配方程式**(governing equation)，もしくは基礎方程式という．

　現代科学では，解析にコンピュータシミュレーションを用いることが常識となっており，それは生物学や生体工学でも同じである．生体モデルとシミュレーションの方法については，第11章で述べる．

[参考文献]
1) J. クランシー(著)，北川 怜(訳)，人体のしくみ図鑑，創元社(2013)
2) R. F. Rushmer(著), *Cardiovascular Dynamics*, W. B. Saunders Company, Philadelphia (1976)
3) 山口昌樹，中島 康，中山友紀(著)，災害ストレスの対処法，講談社(2011)
4) 杉 春夫(編)，人体機能生理学　改訂第4版，南江堂(2003)
5) 山越憲一，戸川達男(著)，生体用センサと計測装置，コロナ社(2000)

【演習問題】

1. （ a ）～（ e ）に最も適切と考えられる語句を，下記の選択語句から1つずつ選んで答えよ．

　人体をその機能で分類すると，筋骨格系，循環器系，（ a ）系などに分けられる．また人体を1つの機械システムとしてみたとき，そのシステムの特性は，身体という構造物の各部位の構造と機能，形状寸法や組成など人の形態，感覚，（ b ）能力，情報処理能力，生理的負担と疲労などに分けられる．筋骨格系において，骨と骨を連結している構造が（ c ）で，骨格筋で運動を行う．循環器系は，心臓をポンプとした血液循環システムであり，全身の細胞・組織への酸素や栄養の配分と老廃物の回収，また（ d ）や（ e ）など，複数の機能を担っている．

> **選択語句**：神経伝達物質　副交感神経　内分泌　ホルモン　筋骨格　起始　停止　体幹　関節　神経調節　体温調節　水分調節　フィードバック調節　身体的作業

2. 下記の語句について，それぞれ約100字で説明せよ．
(1) 脊椎動物の神経系

(2) 受容器

(3) ホメオスタシス

3. 国際(SI)単位系に従い，下記の表の空欄を埋めよ．

分類	量	量記号	単位	単位の名称
基本単位	長さ	l	m	メートル
	質量	m		
	時間	t	s	秒
	電流	I	A	アンペア
	熱力学温度			
	物質量		mol	
	光度	I, I_v		
組立単位	力	F		
	仕事率			
	仕事	A, W		ジュール
	熱	Q		
	流量	Q		
	静電容量	C		

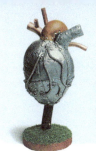

第3章 生体の材料力学

　生体組織（living tissue）は重力や運動にともない絶えず力学環境下にさらされ変形状態にある．そのため，生体組織の力学特性を知ることは生体機能を理解することに加えて，各種病態の診断や人工組織（artificial tissue），人工器官（artificial organ）の開発においてきわめて重要である．本章では，はじめに材料力学の基礎を解説し，次に生体組織の材料力学的特徴について硬組織，軟組織および細胞に分けて説明する．

第3章のポイント
- 硬組織，軟組織，細胞では，力学的取り扱いが異なることを理解しよう．
- 生体組織・細胞が示す異方性，非線形性，粘弾性などの材料力学的特徴について理解しよう．
- 生体組織・細胞に適した力学特性の計測技術について理解しよう．

3.1　生体組織の特徴

　生体システムは，生体硬組織と生体軟組織が複雑に配置された高度な構造体でありながら，動的な状態であれ静的な状態であれ，姿勢を保つために力学的に高度に調和している．生体組織1つ1つに固有の力学特性があり，重力や運動による外力が負荷された状態において組織内は応力状態になっている．

　人体を構成している組織のうち，重量割合で約16%は骨，軟骨，歯に代表される**硬組織**（hard tissue）であり，約84%は血管，心臓，筋肉，皮膚などに代表される**軟組織**（soft tissue）である．生体組織はさまざまな材料で構成された複合材料であるため，顕著な不均質性（heterogeneity）を有し，その構造的特徴から**異方性**（anisotropy）を示す場合が多い．硬組織は機械工学分野で学ぶ材料力学の基礎理論が十分に適用可能であるが，軟組織は硬組織に比べて強い非線形性（nonlinearity），**粘弾性**（viscoelasticity）を示す材料であり，それらの取り扱いは難しい．生体組織を構成しているさらに小さい要素として細胞がある．近年の研究で生体組織の構造・機能の維持には細胞の力学応答性が深く関与していることが明らかになりつつある．細胞は複雑な力学環境に応答して増殖（proliferation），分化（differentiation），遊走（migration），代謝（metabolism）

表3.1　さまざまな工業材料および生体材料のヤング率
[M. Radmacher, *IEEE Eng. Med. Biol.*, **16**, 47-57 (1997) より一部改変]

材　料	ヤング率
鋼鉄	200 GPa
ガラス	70 GPa
骨	10 GPa
絹	10 GPa
コラーゲン	1 GPa
タンパク質結晶	0.2～1 GPa
ゴム	1.4 MPa
エラスチン	0.6 MPa
血管壁	10 kPa～100 kPa
細胞	0.1～10 kPa

などの細胞機能を調整し，周囲の組織を再構築(**リモデリング**, remodeling)している．つまり，生体組織は常に力学環境にさらされながら，力学的に安定な平衡状態を保っていると考えられている．これを**力学的ホメオスタシス**(mechanical homeostasis，**力学的恒常性**)と呼ぶ．

さまざまな工業材料および生体材料のヤング率(後述)を比較したものを表3.1に示す．生体組織の構成材料は硬い骨(GPa)から非常に軟らかい細胞(kPa)まで幅広く存在しており，生体組織の材料力学的取り扱いは硬組織，軟組織，細胞によって大きく異なる．

3.2　材料力学の基礎理論

3.2.1　応力とひずみ

物体は外力(external force)が作用すると外力に比例した変形(deformation)を生じる．静的つり合い状態に達したとき，物体内には外力に拮抗するように内力(internal force)が存在する．これは物体を構成している分子(もしくは原子)同士の結合力が外力による変形を妨げようとしているからである．この内力の総和と外力の総和がつり合ったとき物体の変形は止まる．外力を取り去ると元の形に戻る性質を**弾性**(elasticity)という．物体に作用する外力は表面力(surface force)と物体力(body force)に分類す

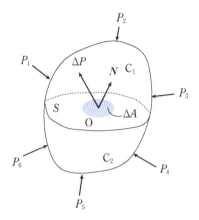

図3.1 物体内部に生じる内力

ることができる．表面力は物体の表面に働く力である．例えば，物体同士が接触しているときに働く圧力や物体が水中にあるときに働く静水圧などがこれに該当する．物体力は物体の体積全体にわたって働く力である．重力や電磁力，物体が運動する場合の慣性力などがこれに相当する．物体の変形はきわめて小さいと仮定した理論を微小変形理論（infinitesimal deformation theory）という．本章では断りのない限り微小変形理論を扱う．

具体的に物体の変形を考える．図3.1に示すようにある物体が外力 $P_1, P_2, \cdots, P_6$ [N] の作用下でつり合いの状態にあるとする．このように物体内には内力が生じている．任意の点 O を通る断面によってこの物体を上部 C_1 と下部 C_2 に分ける．上部 C_1 に着目すると，外力 P_1, P_2, P_3 と断面 S に分布している内力はつり合っていなければならない．この内力は下部 C_2 が上部 C_1 に及ぼす作用とみることもできる．断面 S 上における内力の分布は物体の形状，外力の分布に依存する．ここで，任意の点 O を含む微小面積 ΔA [m²] に作用する内力が ΔP [N] に合成されると仮定すると，この微小面積における単位面積あたりの力は

$$\frac{\Delta P}{\Delta A} \tag{3.1}$$

で与えられる．これを**応力**（stress）と呼ぶ．図のように微小面積 ΔA の法線ベクトル N の方向と ΔP の方向が一致していない場合，応力は微小面積 ΔA に垂直な成分と平行な成分の2つに分けることができる．微小面積 ΔA に垂直な成分を**垂直応力**（normal stress）と呼び，σ [Pa]（= [N/m²]）で表す．垂直応力 σ は応力の作用面を通して両側の部分を引っ張り合う（あるいは圧縮し合う）作用を表す．面外方向の外向きに，す

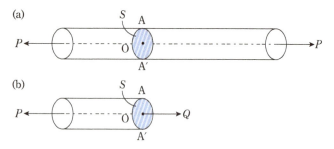

図 3.2 垂直応力

なわち引っ張りとして作用するときを正とすると，正の垂直応力を**引張応力**（tensile stress）といい，負のそれを**圧縮応力**（compressive stress）という．一方，微小面積 ΔA に平行な成分を**せん断応力**（shearing stress）と呼び，τ で表す．せん断応力 τ は作用面の両側を互いにずらそうとする作用を表す．

例えば，図 3.2(a) に示すように断面積 S の一様な棒の両端に荷重 P が棒の軸線方向に作用する場合を考える．棒は少し伸びてこの外力に抵抗するように内力を発生する．ここで点 O を通り外力 P に対して垂直な仮想断面 AA′ で棒を 2 つの部分に分け，左側の部分についてつり合いを考える（図 3.2(b)）．断面 AA′ には外力 P とつり合う内力 Q が発生している．これは断面 AA′ を通して左側の部分と右側の部分が互いに及ぼし合う力である．ここで，断面 AA′ に生じる垂直応力 σ は内力 Q を棒の断面積 S で割って

$$\sigma = \frac{Q}{S} \tag{3.2}$$

で与えられる．この応力 σ を公称応力（nominal stress）あるいは第 1 種ピオラ・キルヒホッフ応力（first Piola-Kirchhoff stress）とも呼ぶ．次に，図 3.3(a) に示すように棒の両端に荷重 P が棒の軸線と垂直な方向に作用する場合を考える．実際には棒にモーメ

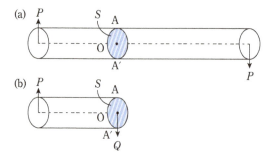

図 3.3 せん断応力

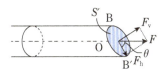

図 3.4 垂直応力とせん断応力

ントも生じるがここではモーメントの効果は無視する．同様に，点 O を通る仮想断面 AA′ で棒を 2 つの部分に分け，左側の部分についてつり合いを考える（図 3.3(b)）．内力 Q は断面に平行に作用し，外力 P とつり合っている．ここで，断面 AA′ に生じるせん断応力 τ [Pa] は内力 Q を棒の断面積 S で割って

$$\tau = \frac{Q}{S} \tag{3.3}$$

で与えられる．さて，垂直応力 σ とせん断応力 τ の関係は次のように考えることもできる．棒の両端に任意の外力が作用している場合に，図 3.4 に示すような点 O を通る内力の合力 F に対して角度 θ[deg] 傾いている仮想断面 BB′ を考えてみる．このとき，内力 F[N] は断面 BB′ に垂直な成分 F_v と面に平行な成分 F_h に分けられる．すなわち，F_v および F_h は次式のように表される．

$$\left. \begin{array}{l} F_\mathrm{v} = F \sin\theta \\ F_\mathrm{h} = F \cos\theta \end{array} \right\} \tag{3.4}$$

断面 BB′ の面積を S' [m^2] とすると，垂直応力 σ およびせん断応力 τ はそれぞれ

$$\left. \begin{array}{l} \sigma = \dfrac{F_\mathrm{v}}{S'} = \dfrac{F}{S} \sin^2\theta \\ \tau = \dfrac{F_\mathrm{h}}{S'} = \dfrac{F}{S} \sin\theta \cos\theta \end{array} \right\} \tag{3.5}$$

で与えられる．ここで，断面積 $S' = S/\sin\theta$ である．以上のように，物体に外力が作用すると物体内にはこの外力につり合うように応力（内力）が発生する．

前述したように，物体に外力が作用すると物体は変形する．単位長さあたりの変形量を**ひずみ**（strain）という．図 3.5 に示すように，長さ l_0，直径 d_0 の丸棒の両端に荷重 P が作用した場合の変形を考える．棒の長さは荷重方向に Δl だけ伸びて l になり，直径は Δd だけ縮んで d になったとする．このとき，荷重方向のひずみ ε および荷重に対して垂直方向のひずみ ε' はそれぞれ，

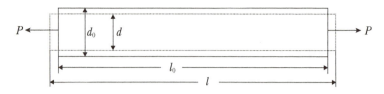

図 3.5　垂直ひずみ

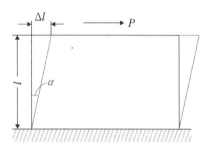

図 3.6　せん断ひずみ

$$\left.\begin{array}{l}\varepsilon = \dfrac{\Delta l}{l_0} = \dfrac{l - l_0}{l_0} \\ \varepsilon' = \dfrac{\Delta d}{d_0} = \dfrac{d - d_0}{d_0}\end{array}\right\} \quad (3.6)$$

で与えられる．このとき，ひずみ ε を縦ひずみ（longitudinal strain）といい，ひずみ ε' を横ひずみ（lateral strain）という．ひずみ ε を公称ひずみとも呼ぶ．縦ひずみと横ひずみは符号が異なり，両ひずみの大きさの比をポアソン比 ν（Poisson's ratio）という．すなわち，

$$\nu = -\dfrac{\varepsilon'}{\varepsilon} \quad (3.7)$$

である．ポアソン比は材料によって異なり，構造用鋼材では 0.3 前後のものが多い．生体組織では，骨などの硬組織では 0.3〜0.4 が多く，血管や筋肉などの軟組織では水分含有量が大きいため非圧縮性を仮定して理論的には 0.5 として扱う．

次に，図 3.6 に示すように物体がせん断力を受ける場合の変形を考える．物体は下面を固定されているため，上面に作用するせん断力によりひずみを生じる．変形量 Δl の方向は高さ l に対して垂直である．この場合のひずみ γ をせん断ひずみ（shearing strain）といい，

$$\gamma = \dfrac{\Delta l}{l} = \tan\alpha \quad (3.8)$$

で表す.ここでは微小変形を考えているので $\tan \alpha \approx \alpha$ である.以上のように,一般に物体の変形は垂直ひずみ ε とせん断ひずみ γ で表現することができる.

3.2.2 フックの法則

物体に外力が作用すると物体内には応力が生じ,物体は変形する.微小変形の範囲内では応力とひずみは比例する.この比例関係をフックの法則(Hooke's law)という.図3.5のような引っ張り(あるいは圧縮)の場合,垂直応力 σ と垂直ひずみ ε の関係は比例定数を E として,

$$\sigma = E\varepsilon \tag{3.9}$$

で与えられる.この比例定数 E は材料によって定まる定数であり,**縦弾性係数**(modulus of longitudinal elasticity)あるいは**ヤング率**(Young's modulus)という.一方,図3.6に示したせん断ひずみの場合,せん断応力 τ とせん断ひずみ γ の関係は比例定数を G として次式で与えられる.

$$\tau = G\gamma \tag{3.10}$$

この比例定数 G も材料によって定まる定数であり,**横弾性係数**(modulus of transverse elasticity),**せん断弾性係数**(shearing elastic modulus)あるいは**剛性率**(modulus of rigidity)という.

次に,図3.7に示すように物体の表面全体に一様に作用する垂直応力 σ(例えば静水圧)によって物体が変形する場合を考える.物体の体積 V_0 は ΔV 減少して V になったとする.このとき,体積ひずみ ε_v は

$$\varepsilon_\mathrm{v} = \frac{\Delta V}{V_0} = \frac{V - V_0}{V_0} \tag{3.11}$$

と表される.また応力 σ と体積ひずみ ε_v との間には,比例定数を K とすると,

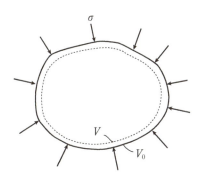

図3.7 体積弾性係数

$$\sigma = K\varepsilon_v = K\frac{\Delta V}{V_0} = K\frac{V_0 - V}{V_0} \tag{3.12}$$

の比例関係が成り立つ．この比例定数 K を**体積弾性係数**（bulk elastic modulus, modulus of volumetric elasticity）という．以上の応力とひずみを関係づける比例定数 E, G, K を総称して弾性係数（elastic modulus, elastic coefficient, modulus of elasticity），弾性率（elastic modulus, modulus of elasticity）あるいは弾性定数（elastic coefficient, elastic constant）という．ひずみは無次元であるので E, G, K の単位は応力と同じ [Pa] である．

E, G, K, ν の間には次式が成り立つ．

$$\left.\begin{array}{l} G = \dfrac{E}{2(1+\nu)} \\[6pt] K = \dfrac{E}{3(1-2\nu)} \end{array}\right\} \tag{3.13}$$

このうち独立な弾性係数は2個である．ただし，これは物体の弾性係数が方向に依存しない，すなわち等方性（isotropy）である場合であり，弾性係数が方向に依存する，すなわち異方性である場合は独立な定数は増えることになる．

3.2.3　応力とひずみの関係

物体の力学特性は，物体から規定寸法の試験片を切り出し，材料試験機を用いて引っ張り，圧縮，ねじりなど種々の荷重を加えることで調べることができる．例えば，引張試験（tensile test）により荷重－変形線図（load-deformation diagram）が得られる．式(3.2)で示したように，荷重を変形前の断面積で割ったものを公称応力という．変形量として変形前の標線間の距離で割ったひずみを用いると，公称応力－ひずみ線図（nominal stress-strain diagram）が得られる．金属材料における公称応力－ひずみ線図の一例を図3.8に示す．応力が小さい間は，応力とひずみは比例関係にある．この比例関係が保たれる限界値 P の応力を比例限度（proportional limit）という．応力が点 P を越えると，比例関係は成立しなくなるが，点 P を越えても点 E に至るまでは荷重を除去すると元の長さに戻る．点 E の応力を弾性限度（elastic limit）という．点 E を越えて点 Y に至ると，応力のわずかな増加に対して，あるいはほとんど増加しなくても，ひずみが急増するようになる．この現象を**降伏**（yielding）といい，点 Y の応力を**降伏点**（yield point）という．さらに応力を増加させると，点 U で最大値をとり，この最大応力を引張強さ（tensile strength）あるいは極限強さ（ultimate strength）という．点 U を過ぎると変形は局所的に進行するようになり，やがて点 B において試験片は破断する．点 B の応力を**破壊強さ**（rupture strength）という．

点 E の弾性限度以下であれば，荷重を取り除くと応力とひずみの関係は負荷時の経

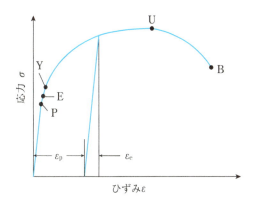

図 3.8　金属材料における公称応力−ひずみ線図

路とほぼ同じ経路を辿り原点に戻るが，応力が降伏点を越えると，除荷し応力がゼロになってもひずみはすべて除去されず残留するようになる．このとき回復したひずみ ε_e を**弾性ひずみ**（elastic strain）といい，残留したひずみ ε_p を**塑性ひずみ**（plastic strain）あるいは**永久ひずみ**（permanent strain）という．

3.2.4　等方性と異方性

物体の物理的性質や分布が方向に依存しないことを等方性，方向によって変わることを異方性という．力学特性について論ずる場合，物体を構成している材料が均質で配向性をもたなければどの方向にも力学特性が等しい等方性体（isotropic solid）である．物体が不均質であれば，構成している材料個々の力学特性，構成割合および空間的配置にともない力学特性が方向によって変化する異方性体（anisotropic solid）である．しかしながら，構成材料の寸法スケールが物体の寸法スケールに比べて十分に小さい場合あるいは不均質性がランダムに存在している場合には，巨視的にとらえればその物体を等方性体として近似的に扱うことが可能であり，不均質性は無視できる．

線形弾性体（linear elastic solid）に対する応力−ひずみ関係はテンソル方程式として，

$$\sigma_{ij} = E_{ijkl}\varepsilon_{kl} \tag{3.14}$$

で表すことができる．ここで，σ_{ij} は応力テンソル，ε_{kl} はひずみテンソル，E_{ijkl} は弾性係数テンソルである．このとき，独立な弾性係数は 81 個あるが応力とひずみの対称性などを考慮すると 21 個に減少する．さらに，直角座標系 (x, y, z) の座標軸方向に主軸をもつ直交異方性体（orthotropic solid）を考えると対称性から独立な弾性係数はさらに減少し，9 個（$E_x, E_y, E_z, G_{xy}, G_{yz}, G_{zx}, \nu_{xy}, \nu_{yz}, \nu_{zx}$）となる．式（3.13）に示したように，等方性体の場合，独立な弾性係数は 2 個である．

3.2.5 線形性と非線形性

フックの法則(式(3.9))で記述されるように応力‐ひずみ関係が直線的である性質を線形性(linearity),直線的でない性質を非線形性(nonlinearity)という.一般に材料力学で扱う物体の変形(あるいは変位)は微小であり,微小変形問題と呼ぶ.非線形性には幾何学的非線形性(geometric nonlinearity)と材料非線形性(material nonlinearity)がある.幾何学的非線形性は大変形(large deformation)問題とも呼び,ひずみが微小である場合の微小ひずみ問題と微小でない場合の大ひずみ問題に分けられる.ひずみが微小でない場合を有限変形(finite deformation)という.

試験片を引っ張ると試験片の断面積は荷重とともに減少する.引張試験の各瞬間における実際の断面積で荷重を割った応力を**真応力**(true stress)といい,対応するひずみを**真ひずみ**(true strain)という.比較的大きなひずみの問題を扱う場合には,真応力‐真ひずみ線図を用いるのが有効である.真応力,真ひずみは以下で定義される.

真応力,あるいはコーシー応力(Cauchy's stress)

$$\sigma = \sigma_n (1 + \varepsilon_n) = \frac{Q}{S}\left(1 + \frac{l - l_0}{l_0}\right) \tag{3.15}$$

真ひずみ,あるいは対数ひずみ(logarithmic strain)

$$\varepsilon = \ln(1 + \varepsilon_n) = \ln\frac{l}{l_0} \tag{3.16}$$

ここで,σ_n は公称応力,ε_n は公称ひずみである.また,有限変形理論では以下の垂直応力,垂直ひずみも用いられる.

第2種ピオラ・キルヒホッフ応力(second Piola-Kirchhoff stress)

$$\sigma = \frac{Q}{S}\frac{l_0}{l} \tag{3.17}$$

グリーンのひずみ(Green's stress)

$$\varepsilon = \frac{1}{2}\frac{l^2 - l_0^2}{l_0^2} \tag{3.18}$$

式(3.2)と式(3.6)および式(3.17)と式(3.18)は変形前の寸法を参照して導出されたものであり,式(3.15)と式(3.16)は変形後の寸法を参照したものである.

材料非線形性は,物体の材質に起因して応力‐ひずみ関係が直線的にならないことであり,弾塑性材料や粘弾性材料などに見られる.弾塑性材料の中には,一般的な金属材料であっても塑性域に入ると応力‐ひずみ関係は非線形になるものがある.粘弾性材料は,一定荷重負荷下においてひずみが徐々に進行する**クリープ**(creep)や応力‐ひずみ関係がひずみ速度に依存するひずみ速度依存性を示す.すなわち,解析の際にはひずみの状態にともない弾性係数を変化させる必要がある.また,材料非線形性

はゴム材料など数十から数百％の大変形を想定した超弾性体(hyper elastic solid)にも見られ，エネルギー密度関数(strain energy density function)を導入して応力‐ひずみ関係を表す．

3.2.6 粘弾性

物体に荷重を負荷した後に除荷すると変形が戻り元の形状に回復する性質を弾性という．弾性体では，変形は荷重の負荷と同時に引き起こされる．一方，物体に荷重を負荷したとき，ひずみは時間とともに進行し，除荷しても回復しない性質を**粘性**(viscosity)という．弾性と粘性の両方をあわせもつ性質を粘弾性(viscoelasticity)という．粘弾性には，一定ひずみ下において応力が緩和する**応力緩和**(stress relaxation)，前述したクリープ，荷重負荷時と除荷時において異なる応力‐ひずみ線図の履歴を示す**ヒステリシス**(hysteresis)がある．一般に，応力緩和を表現するモデルとして線形ばねとダッシュポットを直列に組み合わせたマクスウェルモデル(Maxwell model)(図3.9(a))，クリープを表現するモデルとして線形ばねとダッシュポットを並列に組み合わせたフォークトモデル(Voigt model)(図3.9(b))がある．また，応力緩和とクリープの両方を表現するモデルとして3要素を組み合わせた標準線形固体モデル(standard linear solid model)(図3.9(c))がある．各モデルの応力σとひずみεの関係は，力‐変位の関係から断面積と長さを用いて変換すると，以下のように表される．

マクスウェルモデル

$$\frac{d\varepsilon}{dt} = \frac{1}{k}\frac{d\sigma}{dt} + \frac{\sigma}{\mu} \tag{3.19}$$

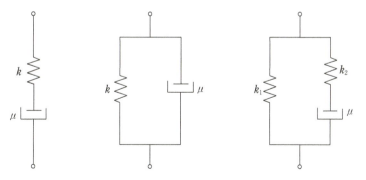

(a)マクスウェルモデル　(b)フォークトモデル　(c)標準線形固体モデル（3要素モデル）

図3.9　線形粘弾性モデル

フォークトモデル
$$\sigma = k\varepsilon + \mu \frac{d\varepsilon}{dt} \tag{3.20}$$

標準線形固体モデル
$$\frac{\sigma}{\mu} + \frac{1}{k_2}\frac{d\sigma}{dt} = \frac{k_1}{\mu}\varepsilon + \frac{k_1 + k_2}{k_2}\frac{d\varepsilon}{dt} \tag{3.21}$$

ここで，k, k_1, k_2 は線形ばねのばね定数，μ はダッシュポットの粘性係数，t は時間である．

例題3.1

直径 10 mm，長さ 2 m の軟鋼丸棒が軸引張荷重 20 kN を受けている．この丸棒に生じる引張応力 σ，引張ひずみ ε および伸び Δl を求めよ．ただし，丸棒の縦弾性係数 E を 205 GPa とする．

解

式(3.2)より，引張応力 σ は，
$$\sigma = \frac{Q}{S} = \frac{2^2 \times 20 \times 10^3}{\pi \times 10^2 \times 10^{-6}} \approx 254.8\,\text{MPa}$$

式(3.9)より，引張ひずみ ε は，
$$\varepsilon = \frac{\sigma}{E} = \frac{254.8 \times 10^6}{205 \times 10^9} \approx 1.24 \times 10^{-3}$$

式(3.6)より，伸び Δl は，
$$\Delta l = \varepsilon l_0 = 1.24 \times 10^{-3} \times 2 \times 10^3 = 2.48\,\text{mm}\,(\text{答})$$

3.3 生体硬組織の材料力学

3.3.1 生体硬組織とは

生体硬組織は，骨(bone)，軟骨(cartilage)，歯(tooth)などに代表される．骨は筋・骨格系の中心組織であり，体重・姿勢の支持，運動機能の発揮，脳や心臓などの臓器の保護といった力学的担体としての役割に加えて，カルシウム貯蔵および造血などの重要な機能を担っている．特に2つ以上の骨が連結されている関節は骨，軟骨，腱(tendon)，じん帯(ligament)で構成され，荷重の分配，伝達を効率的に行っている．また，歯は咀嚼機能を発揮するために重要な組織である．骨や歯には複雑な力学環境において，荷重に耐え十分な運動機能を発揮するための優れた力学特性が備わっている．

骨は主として3種類の細胞，すなわち骨細胞(osteocyte)と骨基質を合成する骨芽細

胞（osteoblast）および骨基質を吸収する破骨細胞（osteoclast）と骨基質（bone matrix）から構成される．骨基質はタイプⅠ型コラーゲンやプロテオグリカンに代表される有機物（organic）とリン酸カルシウムを主成分としたアパタイト結晶に代表される無機物（mineral）に大別される．重量割合では，有機物が1/3，無機物が1/3，水分が1/3である．骨は常に形成と吸収を繰り返して構造をリモデリングさせ，一定の骨量を保っている．典型的な長管骨として頸骨の構造を図3.10に示す．骨組織の構造は，外側から骨膜（periosteum），骨質（bone substance），骨髄腔（marrow cavity）となっている．神経は骨膜には走っているが，骨内部には存在しない．頸骨は骨幹（diaphysis）と両骨端（epiphysis）から構成される．骨幹は硬い緻密骨（compact bone）あるいは皮質骨（cortical bone）で形成され，この中に造血機能を有する骨髄（bone marrow）を貯えている．両骨端は海綿骨（cancellous bone）で形成され，表面は軟骨で覆われている．緻密骨および海綿骨の構造を図3.11(a)と(b)にそれぞれ示す．緻密骨は層が重なり合う層板構造（lamellar structure）を有する．骨に栄養を与える血管が通るハバース管（Haversian canal）を中心とする骨単位と呼ばれる層板構造を形成している．一方，海綿骨の構造はスポンジ状あるいは蜂の巣状に配列された骨梁（trabecular bone）を有している．19世紀に骨の構造を力学的にとらえる研究が行われ，1867年に海綿骨骨梁構造の配列は主応力線の方向に沿っていること（クルマン・マイヤー（C. Culmann-G. H. Meyer）の仮説），1880年に海綿骨において最小の材料で最大の強度が実現できるように骨梁構造が形成されていること（ヴィルヘルム・ルー（Wilhelm Roux）の法則）が提唱された．その後，1892年にジュリアス・ウォルフ（Julius Wolff）により骨は周囲の力学環境に対し構造や形態を変化させる（機能的適応）という経験則がまとめられた（ウォルフの法則）．

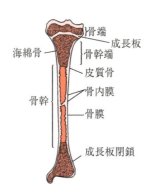

図3.10　長管骨（頸骨）の断面構造

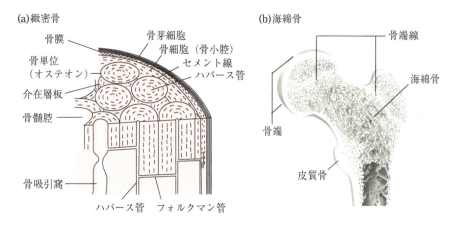

図3.11　緻密骨および海綿骨の構造
［(b) は坂井建雄，橋本尚詞(著)，ぜんぶわかる人体解剖図，成美堂出版(2011)，p.34 より一部改変］

3.3.2　生体硬組織の力学特性計測技術

　生体硬組織は生体軟組織と比べて硬く，また変形も微小であるため，機械工学で対象としている工業材料と近い力学的取り扱いができる．しかしながら，乾燥状態と湿潤状態では力学特性に差異が見られるため水分の影響は無視できない．生体硬組織の力学特性の計測技術は主に引張／圧縮試験(uniaxial tensile/compression test)，曲げ試験(bending test)，超音波計測(ultrasonic measurement)である(図3.12)．単軸引張／圧縮試験では試験片として組織を短冊状あるいはダンベル状に加工し，一軸方向

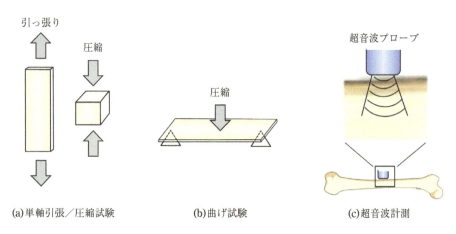

図3.12　生体硬組織の力学計測技術

に引っ張りを加えて引張荷重－変形の関係を取得する．こうして単軸方向のヤング率が推定できる．また，試験片をブロック状に加工し単軸圧縮を負荷することで圧縮のヤング率が推定できる．曲げ試験では，板状試験片を用いて曲げ荷重－たわみの関係を取得し，曲げ剛性やヤング率を推定する．一方，超音波計測では，超音波の伝播速度からヤング率を推定する．

3.3.3 生体硬組織の力学特性

前述したように，生体硬組織の代表例である骨の材料力学的な役割は，体重・姿勢の支持，運動機能の発揮，人体組織の保護のための十分な剛性と強度である．また，骨は不均質構造を有するため異方性を示す．例えば，図3.11(a) に示した緻密骨の場合，層板構造が骨の軸方向に配向していることから，ヤング率は横断面内で等しいとする横等方性(transverse isotropy)として扱われる．

生体硬組織の力学特性の一例として皮質骨を取り上げる．図3.13(a) に皮質骨の応力－ひずみ関係を示す．金属材料の代表例としてアルミニウムを，生体軟組織の代表例として血管の応力－ひずみ関係をあわせて示す．血管は下に凸の曲線を描きながら大きく変形するが，ひずみ領域全体にわたって弾性域であるのに対し，皮質骨はアルミニウムと同様に線形区間においてのみ弾性域であり，その後，降伏点に至る．いずれのグラフにおいても線形区間に対してフックの法則を適用することでヤング率 E を求めることができる．異方性力学特性の計測例として，ウシ大腿骨皮質骨の引張特性における方向依存性を図3.13(b) に示す．試験片を骨半径方向0°から30°ずつ切り出

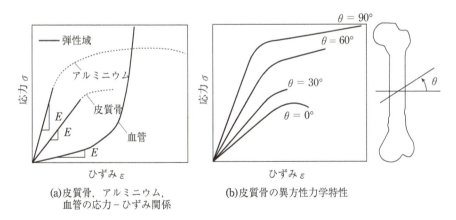

(a)皮質骨，アルミニウム，血管の応力－ひずみ関係　　(b)皮質骨の異方性力学特性

図3.13　皮質骨の応力－ひずみ関係と異方性力学特性

［(b) は日本機械学会(編)，生体工学，丸善(2007)，図2.42より一部改変］

し引張試験に供すると，応力 − ひずみ関係の弾性域における傾きは徐々に上昇する．すなわち，骨軸方向のヤング率が最大であることがわかる．

生体硬組織の力学的取り扱いについては，本書以外にも成書[2,4〜7]を参照されたい．

> 例題 3.2

骨基質は，コラーゲンおよびアパタイト結晶が軸方向に沿って等しい面積割合で分布していると仮定する．単軸引張試験から得られる骨基質試料のヤング率が 18 GPa であるとき，コラーゲンのヤング率を 1.24 GPa，アパタイト結晶のヤング率を 165 GPa としてコラーゲンとアパタイト結晶の面積割合を求めよ．

> 解

複合材料における複合則を考える．骨基質試料の応力，コラーゲンの応力，アパタイト結晶の応力，骨基質試料のひずみ，骨基質のヤング率，コラーゲンのヤング率，アパタイト結晶のヤング率，コラーゲンの面積割合，アパタイト結晶の面積割合をそれぞれ $\sigma_{\mathrm{matrix}}, \sigma_{\mathrm{col}}, \sigma_{\mathrm{apa}}, \varepsilon, E_{\mathrm{matrix}}, E_{\mathrm{col}}, E_{\mathrm{apa}}, S_{\mathrm{col}}, S_{\mathrm{apa}}$ とすると，式 (3.9) より，

$$\left. \begin{array}{l} \sigma_{\mathrm{matrix}} = \sigma_{\mathrm{col}} \cdot S_{\mathrm{col}} + \sigma_{\mathrm{apa}} \cdot S_{\mathrm{apa}} = (E_{\mathrm{col}} \cdot \varepsilon) S_{\mathrm{col}} + (E_{\mathrm{apa}} \cdot \varepsilon) S_{\mathrm{apa}} \\ \sigma_{\mathrm{matrix}} = E_{\mathrm{matrix}} \cdot \varepsilon \end{array} \right\}$$

この 2 式を等しいとおき，ヤング率を代入して整理すると，

$$1.24 \times S_{\mathrm{col}} + 165 \times S_{\mathrm{apa}} = 18$$

ここで，面積割合の式 $S_{\mathrm{col}} + S_{\mathrm{apa}} = 1$ を代入して解くと，

$$S_{\mathrm{col}} : S_{\mathrm{apa}} \approx 0.9 : 0.1 \quad (\text{答})$$

3.4 生体軟組織の材料力学

3.4.1 生体軟組織とは

生体軟組織としては，循環器系の血管 (blood vessel) や心臓 (heart)，消化器系の食道 (esophagus)，小腸 (small intestine)，大腸 (large intestine)，代謝系の肝臓 (liver) や腎臓 (kidney)，筋骨格系では筋肉 (muscle)，腱 (tendon)，じん帯，皮膚 (skin) などがあげられる．軟組織は主にコラーゲン (collagen fiber，膠原繊維) やエラスチン (elastic fiber，弾性繊維) などの生体高分子および細胞から構成される．

軟組織の例として動脈の血管壁 (blood vessel wall) の構造を図 3.14 に示す．内壁側から外壁側に向かって，内膜 (intima)，中膜 (media)，外膜 (adventitia) の 3 層で構成され，内弾性板 (internal elastic membrane) と外弾性板 (external elastic lamina) で区切られている．主として内膜は血管内皮細胞 (endothelial cell) で，中膜は平滑筋細胞 (smooth muscle cell) や豊富なコラーゲンおよびエラスチンなどの緩い結合組織

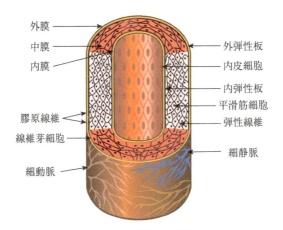

図 3.14　動脈壁の構造
［吉田洋二（著），わかりやすい血管の話（基礎編），メディカルトリビューン（1982）より一部改変］

（connective tissue）で，外膜は線維芽細胞（fibroblast），コラーゲンやエラスチンなどで構成されている．中膜における平滑筋細胞，コラーゲンおよびエラスチンは概して動脈壁の円周方向に配向している．また，中膜は動脈壁の大部分を占めており壁全体の力学特性に大きく寄与している．

コーヒーブレイク　血液は循環している

　地球は丸いとの考えは古代ギリシャ時代からあったらしいが，実際に証明したのは16世紀の大航海時代に地球を一周したポルトガル人の航海者フェルディナンド・マゼラン（Ferdinand Magellan）である．1543年，ポーランド人の天文学者ニコラウス・コペルニクス（Nicolaus Copernicus）は，それまで信じられてきた天動説に対義する学説として地球は太陽の周りを自転しながら公転しているという地動説を唱えた．知識の大転換は歴史の中で度々繰り返される．血液は体内を循環しているという事実の発見は，16世紀の顕微鏡の発明を待たなければならなかった．イギリス人の解剖学者ウイリアム・ハーベー（William Harvey）は1628年に動静脈吻合部を初めて観察し，これにより血液は体内を循環していることが理解されたのである．ギリシャ人の哲学者ヘラクレイトス（Hērakleitos）は「万物流転」を唱えたが対象はそのスケールの大小に限らずこの言葉はまさに至言である．「循環」とはかくも大事である．

3.4.2 生体軟組織の力学特性計測技術

一般的に用いられている生体軟組織の力学特性の計測技術を図3.15にまとめる．生体硬組織の場合と同様に単軸引張／圧縮試験や曲げ試験が用いられるほか，二軸引張試験（biaxial tensile test）も用いられる．二軸引張試験では組織を正方形状に加工し，二軸方向に引っ張ることで面内の異方性弾性率を推定する．特に，血管の力学特性計測技術として，内圧－外径試験（pressure-diameter test）やピペット吸引試験（pipette aspiration test），超音波計測が用いられる．内圧－外径試験では，血管壁の円筒形状を利用して内圧を負荷し，内圧－外径の関係から円周方向のヤング率を推定する．ま

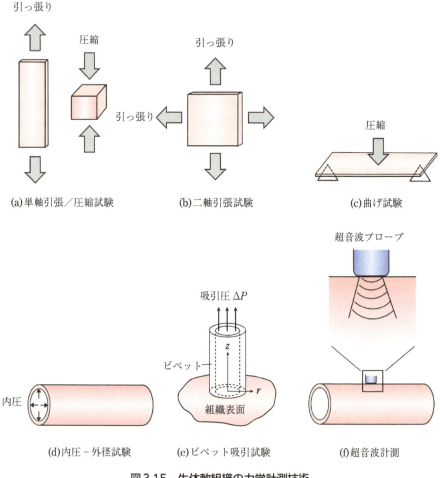

図3.15 生体軟組織の力学計測技術

た，軸力を測定するためロードセルを用いると内圧－外径－軸力の関係が取得できる．ピペット吸引試験では，内径数百 μm 程度のガラスのピペットを血管壁内腔面や断面に接触させて吸引圧力を負荷し，吸引圧－吸引変形量の関係からヤング率を推定する．超音波計測では，硬組織の計測とは異なり，超音波の反射波から脈圧にともなう血管壁の変形を取得し，脈圧－変形量の関係から弾性係数を推定する．

いずれの計測技術においても留意すべき点は，生体軟組織ゆえの取り扱いの難しさである．軟らかいため試験片の加工の際には組織構造を破壊しないよう注意が必要である．また，試験片を試験装置へ取り付ける(チャッキング)際には試験片と把持用治具の間で滑りが生じないよう工夫が必要である．さらに，試験中は試験片が乾燥しないように生理食塩水による噴霧や液中計測などで湿潤環境を保つ必要がある．

3.4.3 生体軟組織の力学特性

生体軟組織の材料力学的特徴は，構成要素の配向性によって異方性を有すること，応力－ひずみ関係が強い非線形性を有すること，応力緩和，クリープおよびヒステリシスなどの粘弾性を示すこと，生体軟組織は 70% 以上が水分であるため非圧縮性を近似できることなどである．

生体軟組織の力学特性の一例として血管について紹介する．血管の内圧－外径試験では円筒形状の血管壁を挟むように治具で固定し，内圧を負荷して内圧－外径の関係を取得することで円周方向の力学特性が推定できる．イヌ総頸動脈の内圧－外径の関係を図 3.16 に示す．内圧を増加させると外径は 60% に及ぶ大変形を呈する上，内圧を減少させると元の形状に弾性回復する．このとき内圧負荷時と除荷時の経路が異なる

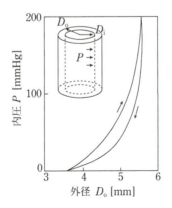

図 3.16　イヌ総頸動脈の内圧－外径の関係
［日本機械学会(編)，生体工学，丸善(2007)，図 2.99 より一部改変］

ヒステリシスを示す．この下に凸の強い非線形曲線とヒステリシスは動脈壁の構成要素と構造状態によって説明できる．図3.14に示したように動脈壁の力学特性を支配する中膜において，平滑筋細胞，コラーゲンおよびエラスチンは円周方向に配向しており内圧に対して負荷抵抗となる．また表3.1に示したようにコラーゲンはエラスチンより1,000倍程度も高い弾性係数を有する．各構成要素の構造状態を見てみると，低ひずみ領域において，コラーゲンは弛んだ状態であり，主としてエラスチンが負荷抵抗になる．そのため壁全体は変形しやすい．一方，高ひずみ領域においては，主として伸ばされたコラーゲンが負荷抵抗になるため壁全体は変形しにくくなる．また，平滑筋細胞の弾性係数は両タンパク質に比べてはるかに低いため負荷抵抗にほとんど寄与しないが，平滑筋細胞の粘弾性特性によりヒステリシスが現れる．また，血管では一般的に軸方向の弾性定数は円周方向よりもやや高いが大きな差はなく，半径方向の弾性定数は他の2方向に比べて顕著に低いことから血管は軸方向と円周方向の面内等方性であるとして扱われることが多い．

図3.16に示した内圧-外径の関係において，非線形区間を線形な微小区間としてとらえた以下の弾性係数が実用的に用いられてきた．

圧力ひずみ弾性係数 E_p（pressure-strain elastic modulus）

$$E_p = \frac{\Delta P}{(\Delta D_o / D_o)} \tag{3.22}$$

増分弾性係数 $H_{\theta\theta}$（incremental elastic modulus）

$$H_{\theta\theta} = 2\left(\frac{\Delta P}{\Delta D_o} \cdot \frac{D_o \cdot D_i^2}{D_o^2 - D_i^2} + \frac{P_i \cdot D_o^2}{D_o^2 - D_i^2}\right) \tag{3.23}$$

スティフネス・パラメータ β（stiffness parameter）

$$\ln\left(\frac{P}{P_s}\right) = \beta\left(\frac{D_o}{D_i} - 1\right) \tag{3.24}$$

ここで，内圧 P のときの外径を D_o，内圧増分を ΔP，外径増分を ΔD_o とする．また，P_s と D_s は基準内圧における内圧と外径であり，通常は P_s を 100 mmHg とする．

生体軟組織の力学的取り扱いについては，本書以外にも成書[2,4〜7]を参照されたい．

例題3.3

大動脈は血圧を受けて円周方向応力，半径方向応力が生じている上，軸方向に伸ばされた状態で拘束され軸方向応力も生じている．すなわち，大動脈壁内は3軸応力状態である．内径20 mm，壁厚2 mm の大動脈に円周方向応力 $\sigma_\theta = 30$ kPa，軸方向応力 $\sigma_z = 20$ kPa が作用しているとき，円周方向ひずみ ε_θ および軸方向ひずみ ε_z を求めよ．ただし，大動脈は薄肉円筒を仮定し，σ_θ と σ_z に対して半径方向応力 σ_r は無視で

きるとする．大動脈のヤング率 E は 200 kPa とする．また，大動脈は非圧縮性を仮定しポアソン比 ν には 0.5 を用いよ．

(解)

円周方向ひずみ ε_θ は，円周方向応力 σ_θ および軸方向応力 σ_z による寄与を含む．式 (3.7) と式 (3.9) を考慮すると，

$$\varepsilon_\theta = \frac{1}{E}(\sigma_\theta - \nu\sigma_z) = \frac{1}{200 \times 10^3}(30 \times 10^3 - 0.5 \times 20 \times 10^3) = 0.1 \,(答)$$

軸方向ひずみ ε_z は同様に考えて，

$$\varepsilon_z = \frac{1}{E}(\sigma_z - \nu\sigma_\theta) = \frac{1}{200 \times 10^3}(20 \times 10^3 - 0.5 \times 30 \times 10^3) = 0.025 \,(答)$$

3.5 細胞の材料力学

3.5.1 細胞とは

細胞（cell）は生体組織において基本的な構造単位であり，直径は数十 μm 程度と非常に小さい．細胞の基本的機能は増殖，分化，遊走，代謝などである．ヒトのような多細胞生物もアメーバのような単細胞生物も 1 個の細胞から始まり分裂・増殖，分化，遊走によって個体が形成されていく．実際に私たちの身体は約 270 種類，約 60 兆個の細胞で構成されている．代謝は異化（catabolism）と同化（anabolism）に区別される．異化は物質を分解することによってエネルギーを得る過程であり，例えば糖鎖を分解して二酸化炭素および水を排出する過程でアデノシン三リン酸（ATP）を生産する細胞呼吸などがこれに該当する．同化は主にアデノシン三リン酸などのエネルギーを用いて物質を合成する過程であり，例えば生体を構成するために重要なタンパク質・核酸・多糖・脂質の合成がこれに該当する．動物細胞は，細胞膜（cell membrane），細胞核（cell nucleus）および細胞骨格（cytoskeleton），細胞小器官（organelle）を含む細胞質（cytoplasm）で構成され複雑な内部構造を呈している（図 3.17）．

細胞骨格は，直径 10 nm の中間径フィラメント（intermediate filament），直径 25 nm の微小管（microtubule）および直径 5〜9 nm のアクチンフィラメント（actin filament）と呼ばれる 3 種類の繊維状タンパク質によって構成されている（図 3.18）．中間径フィラメントはビメンチン（vimentin），ラミン（lamin），ケラチン（keratin），ニューロフィラメント（neurofilament）などの異なるタンパク質成分から構成される繊維状タンパク質であり，細胞の剛性を保つ役割を担っている（図 3.18(a)）．微小管はチューブリン（tubulin）というタンパク質から構成される筒状の繊維状タンパク質である（図 3.18(b)）．チューブリンは α-チューブリンと β-チューブリンのヘテロ二量体が 13 個

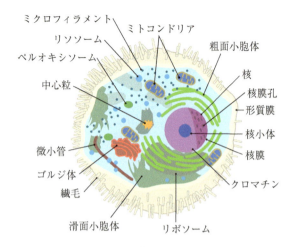

図 3.17　動物細胞の構造

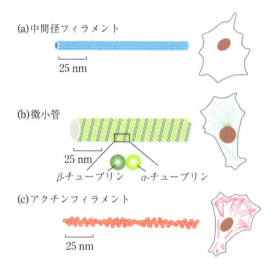

図 3.18　細胞骨格

［B. アルバーツほか(著), 細胞の分子生物学　第5版, ニュートンプレス(2010), p.968, パネル16-1 より改変］

並んだ状態で重合している．微小管は細胞の形態を保つ役割を果たすとともに，細胞膜の流動性や膜タンパク質の移動に関与している．アクチンフィラメントは，単量体の球状アクチン分子(G-actin)が重合した繊維状タンパク質である F アクチン (F-actin) がらせん状により合わさった形状をしている (図 3.18(c))．アクチンは筋繊維の主要な

タンパク質であるミオシン（myosin）と結合することでアクトミオシン（actomyosin）を形成し，すべり運動により張力を発生させるため，細胞の運動に重要な役割を担っている．強い力学刺激を受ける細胞において，アクチンフィラメントはα-アクチニン（α-actinin）により多数束ねられ，直径約100～200 nmのストレスファイバー（stress fiber）を形成する．こうしたアクチンフィラメントの発達が細胞局所の力学特性に大きな影響を与えている．また，細胞内で最も大きな細胞核の力学特性も細胞全体の力学特性に大きく寄与している．すなわち，細胞内はきわめて不均質な構造を有しているため，細胞の力学特性を論ずる場合には，細胞全体の平均的な（グローバルな）力学特性であるのか，あるいは細胞局所の（ローカルな）力学特性であるのかについて区別をする必要がある．

コーヒーブレイク　細胞の英語名 "cell"

　顕微鏡の発明は，1590年頃，オランダの眼鏡製造者サハリアス・ヤンセン（Sacharias Janssen）と父のハンス・ヤンセン（Hans Jansen）が2つの凸レンズを組み合わせて発明したとされている．フックの法則で知られているイギリス人の自然哲学者ロバート・フック（Robert Hooke）は顕微鏡を使って微生物などを観察していた．彼は1665年にワインコルクの薄片を観察したところ小さな部屋が無数にあることを発見した．小部屋は英語でcellであるためこの小さな部屋をcellと名づけた．実はこの小さな部屋は1つ1つが植物細胞だったのである．

3.5.2　細胞の力学特性計測技術

　細胞バイオメカニクスの研究領域において，細胞の形態および機能は力学環境によって大きく修飾を受けることから細胞内で力学信号が生化学信号へと変換されるメカノトランスダクション（mechanotransduction）という概念が提唱され，その力伝達メカニズムを解明する上で細胞の力学特性計測が盛んに行われてきた．細胞の力学特性の計測技術を図3.19にまとめる．引張試験では，細胞の両端を顕微鏡操作によりマイクロニードルで把持し，引っ張りを加えて細胞全体の平均の引張特性を推定する．圧縮試験においては2枚のカバーガラスで細胞を挟み込み圧縮して細胞全体の平均的な圧縮特性を推定する．ビーズ変位試験（bead displacement test）では，細胞に取り込ませた磁気マイクロビーズを外部磁場により変位させ，磁力－変位の関係から細胞の局所的な力学特性を推定する．マイクロピペット吸引法では，直径数µm程度のガラスのマイクロピペットを用いて，吸引圧力により細胞の一部を変形させる．吸引圧力－吸

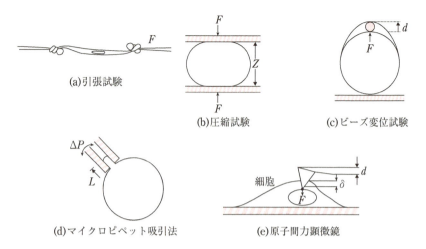

図 3.19 細胞の力学計測技術
［林 紘三郎，安達泰治，宮崎 浩(著)，生体細胞・組織のリモデリングのバイオメカニクス，コロナ社(2003)，図 5.28 および図 5.29 より一部改変］

引変形量の関係からマイクロピペットの直径に依存した細胞の局所的な力学特性を推定する．原子間力顕微鏡（atomic force microscopy, AFM）では，先端の曲率半径が数 nm 程度のピラミッド型の先端形状を有する探針（プローブ）を用いて細胞表面での押し込み試験を行う．押し込み力－押し込み変形量の関係から細胞局所の力学特性を推定する．引張試験および圧縮試験においては細胞全体の平均的な力学特性が推定できるのに対し，ビーズ変位試験，マイクロピペット吸引法，AFM においては計測技術のスケールに依存した細胞局所の力学特性が推定できる．

3.5.3 細胞の力学特性

細胞は周囲の物理環境の変化に適応して，あたかも力学的に最適な状態を保つように形態や細胞骨格構造をリモデリングさせることが知られている．生体組織のリモデリング現象の理解は 1892 年の骨に関するウォルフの法則まで遡ることができるが，細胞レベルでも同様の力学原理が存在することが示唆されている．例えば，力学刺激を負荷すると細胞は力学応答としてアクチンフィラメント構造を発達させ硬くなることが知られている．

ここでは，マイクロピペット吸引法を用いた関節軟骨細胞の力学特性計測と原子間力顕微鏡を用いた血管内皮細胞の力学特性計測について紹介する．まず，マイクロピペット吸引法では，培養系において細胞を培養液の中に浮遊させ，顕微鏡下において内径が数 μm のガラスマイクロピペットを細胞表面に軽く接触させる．圧力ヘッドや

シリンジポンプなどを用いてマイクロピペット内に陰圧を発生させ細胞表面の一部を吸引する．このとき，細胞のヤング率 E は吸引圧力－吸引変形量の関係から次式により求められる[10]．

$$E = \frac{3R \cdot \Delta P \cdot \Phi(\eta)}{2\pi L} \tag{3.25}$$

ここで，ΔP はマイクロピペット内の吸引圧力，a はマイクロピペットの内径，L は吸引変形量，$\Phi(\eta)$ は $\eta = (b-a)/a$ に依存するマイクロピペットの形状関数である（b はマイクロピペットの外径）．吸引圧力負荷（0 cm H_2O 〜 5 cm H_2O）にともなう軟骨細胞の吸引変形の様子と吸引圧力－吸引変形量の関係を図3.20 と図3.21 にそれぞれ示す．図3.20に示すように吸引圧力を増加させると，細胞表面の一部がマイクロピペット内に徐々に吸い込まれ吸引変形が増大していく．図3.21に示すように，吸引圧力と吸引変形量の間には線形関係が見られるため，式(3.25)を用いた線形近似により細胞のヤング率 E を求めることができる．細胞内には細胞核や細胞骨格など多くの細胞小器官が存在する不均質構造を呈するため，マイクロピペット吸引法で得られるヤング率はマイクロピペットの内径と吸引変形量に依存した領域の平均的な値が得られていることに注意が必要である．

図3.14に示したように，血管内皮細胞は血管内腔面に単層で存在する接着細胞であ

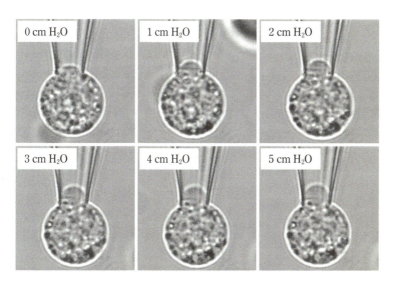

図3.20 マイクロピペット吸引法による軟骨細胞の吸引変形の様子
ガラスマイクロピペットの直径は約 10 μm．左上数値は吸引圧力．

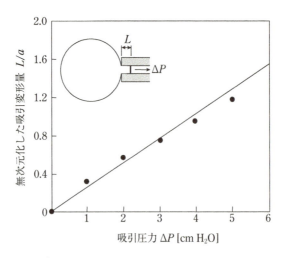

図3.21 マイクロピペット吸引法による軟骨細胞の吸引圧力－吸引変形量の関係

り扁平な形態を呈している．次に原子間力顕微鏡計測では，先端にピラミッド型の探針を備えた AFM プローブ(あるいは AFM カンチレバー)により，探針と試料の間に働く斥力あるいは引力(これらは微小な力で原子間力である)を検出する．押し込むことで試料の硬さを，フィードバック制御を行うことで試料の表面形状を計測することができる．動作モードは2種類あり，探針と試料を接触させるコンタクトモードと，探針が試料に近づくと共振周波数が変化する現象を利用した非接触なダイナミックモードがある．ここではコンタクトモードによる硬さ計測について述べる．培養系において，細胞培養ディッシュの底面に内皮細胞を播種し接着させる．AFM プローブの探針を細胞表面に接触させ押し込んでいくと，試料の硬さにより AFM プローブに反り(たわみ)が生じる．この反りの変化を AFM プローブ背面に照射したレーザ光の反射により感度良く検出する．AFM プローブに働く力と押し込み変形量の関係を図3.22に示す．押し込み力の増加にともない，押し込み変形量は非線形に増加していくことがわかる．このとき，細胞のヤング率 E は押し込み力－押し込み変形量の関係から次式で求められる[11]．

$$F = \delta^2 \frac{\pi}{2} \frac{E}{(1-v^2)} \tan\alpha \tag{3.26}$$

ここで，F は押し込み力，δ は押し込み変形量，v はポアソン比，α は AFM プローブ先端の探針の開口角である．このモデルは Hertz モデルと呼ばれる．原子間力顕微鏡で得られるヤング率 E は探針接触領域の平均的な値が得られていることになる．した

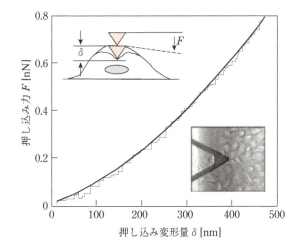

図3.22 原子間力顕微鏡計測による内皮細胞の押し込み力－押し込み変形量の関係

がって，押し込み変形量に依存して，細胞膜，細胞膜を裏打ちしているアクチンフィラメントの網目構造，さらに深い領域の細胞骨格構造や細胞核などの細胞内小器官の力学特性が反映されることに注意が必要である．

細胞の力学的取り扱いについては，本書以外にも成書[7,9,12〜14]を参照されたい．

[参考文献]

1) 坂井建雄，橋本尚詞(著)，ぜんぶわかる人体解剖図，成美堂出版(2011)
2) 日本機械学会(編)，機械工学便覧 デザイン編 β8：生体工学，丸善(2007)
3) 吉田洋二(著)，わかりやすい血管の話(基礎編)，メディカルトリビューン(1982)
4) 林 紘三郎(著)，バイオメカニクス，コロナ社(2000)
5) 日本機械学会(編)，バイオメカニクス概説(バイオメカニクスシリーズ)，オーム社(1993)
6) 日本機械学会(編)，生体力学(バイオメカニクスシリーズ)，オーム社(1991)
7) Y. C. Fung (著), *Biomechanics-Mechanical Properties of Living Tissues*, 2nd Edition, Springer-Verlag, New York (1993)
8) B. アルバーツ，A. ジョンソン，J. ルイス，M. ラフ，K. ロバーツ，P. ウォルター(著)，中村桂子，松原謙一，青山聖子(訳)，細胞の分子生物学 第5版，ニュートンプレス(2010)
9) 林 紘三郎，安達泰治，宮崎 浩(著)，生体細胞・組織のリモデリングのバイオメカニクス，コロナ社(2003)
10) D. P. Theret, M. J. Levesque, M. Sato, R. M. Nerem, and L. T. Wheeler, The application of a homogeneous half-space model in the analysis of endothelial cell micropipette measurements, *Trans. ASME J. Biomech. Eng.*, **110**, 190–199 (1988)

11) M. Radmacher, Measuring the elastic properties of biological samples with the atomic force microscope, *IEEE Eng. Med. Biol.*, **16**, 47−57 (1997)
12) V. C. Mow, F. Guilak, R. Tran-Son-Tay, R. M. Hochmuth (著), *Cell Mechanics and Cellular Engineering*, Springer-Verlag, New York (1994)
13) K. J. Gooch, C. J. Tennant (著), *Mechanical Forces : Their Effects on Cells and Tissues*, Springer-Verlag, New York (1997)
14) K. Tanishita, K. Yamamoto (編), *Vascular Engineering*, Springer, Tokyo (2016)

【演習問題】

1. 物体の非圧縮性変形を考える．非圧縮性とは，変形の前後で連続体の密度が変化しない性質であり，質量保存則を考えると体積も変化しないことである．各辺の長さが a, b, c の直方体が変形を受けた後，各方向の垂直ひずみがそれぞれ $\varepsilon_x, \varepsilon_y, \varepsilon_z$ になったとして以下の問いに答えよ．

(1) 体積ひずみ ε_v は $\varepsilon_v = \varepsilon_x + \varepsilon_y + \varepsilon_z$ で表されることを示せ．
(2) 物体に非圧縮性を仮定した場合のポアソン比 ν を求めよ．

2. 骨では，古くなった骨を分解吸収する破骨細胞と新しい骨をつくる骨芽細胞の働きにより常に新陳代謝が繰り返されている．これは骨のリモデリング回転と呼ばれる．破骨細胞と骨芽細胞の機能は骨に負荷される力学刺激に依存していると考えられ，このとき力学刺激に対する骨吸収と骨形成の平衡状態を論じたものとして Frost のメカノスタット理論 (mechanostat theory) がある．この理論について調べ，骨構造を維持するための力学刺激の重要性について論ぜよ．

3. 血管は円筒形をしており，ヒト大動脈では外径 25 mm，壁厚 2 mm，小 (細) 動脈では外径 30 μm，壁厚 20 μm であるなど内径外径比はさまざまである．内圧が負荷された円筒において力のつり合いから壁内応力を求めることができる．血管の内径外径比は部位によって異なるため，薄肉円筒あるいは厚肉円筒としての取り扱いを区別する必要がある．血管は十分な長さをもつものとする．以下の問いに答えよ．

(1) 血管は薄肉円筒であると仮定し，内圧 P_i が負荷された場合の円周方向応力 $\sigma_{\theta,\text{thin}}$ を求めよ．ただし，血管は内半径 r_i，壁厚 t とせよ．
(2) 薄肉円筒を仮定して求めた円周方向応力 $\sigma_{\theta,\text{thin}}$ と，厚肉円筒を仮定して求められる円周方向応力 $\sigma_{\theta,\text{thick}}$ の最大値と最小値を比較せよ．ただし，血管は外半径 r_o，内半径 r_i とし，内径外径比 $r_i/r_o = 0.9$ の場合について答えよ．また，円周方向応力 $\sigma_{\theta,\text{thick}}$ の式は (1) の解答を参考にせよ．

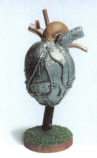

第4章 生体の機械力学

　本章では，まず生体を扱うために必要な，力とモーメントや動力学などの機械力学の基礎理論について学ぶ．次に人体の筋骨格系における筋肉，腱，じん帯などによるモーメントの関係を考え，人体をセグメントの連なりとみなす人体セグメントモデルの考え方を習得する．そして，人体の運動や外力を与え関節トルクを求める逆動力学解析，および関節トルクを与え人体の運動を求める順動力学解析の手法について理解を深める．さらに，セグメントモデルにワイヤー状の筋肉を配した筋骨格モデルおよび筋力推定手法について学ぶ．これらを通して，機械力学的観点における人体モデリングの素養を培う．

> **第4章のポイント**
> - 生体を扱うための機械力学の基礎理論を理解しよう．
> - 筋骨格系におけるモーメントの関係と人体セグメントモデルについて理解しよう．
> - 逆動力学解析，順動力学解析，および筋骨格系モデルによる筋力推定手法について理解しよう．

4.1　基礎理論

4.1.1　力とモーメント

　生体には，生体の内部や外部からさまざまな力が作用する．力は向きと大きさをもっており，一般にはベクトルを用いて表される．図4.1のように，物体上の点Pに作用する力のベクトルFを考える．ベクトルの大きさ

$$F = |F| \tag{4.1}$$

はスカラー量であり，SI単位系での単位はN（ニュートン）である．力Fにより作用点とは別の点Qまわりに回転させようとする作用を，力Fの点Qまわりのモーメントと呼ぶ．点Qから点Pへの変位ベクトルをrとすると，モーメントMはベクトルの外積を用いて

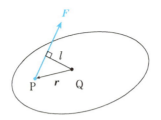

図 4.1　物体上の点 P に作用する力 F

$$M = r \times F \tag{4.2}$$

と表される．ここで，点 Q から F の延長線上に下ろした垂線の長さ l は

$$l = \frac{|r \times F|}{|F|} \tag{4.3}$$

として求められる．この長さ l をモーメントアームと呼ぶ．モーメントアームは，力がモーメントとして作用する際の，てこの長さを表している．

4.1.2　質点の動力学

質量が m [kg] で大きさをもたない質点 A を考える．質点 A の絶対座標空間での位置ベクトルを x とする．質点 A が力 F を受け加速度運動を行うとき，次の運動方程式が成立する．

$$F = m\ddot{x} \tag{4.4}$$

ここで，$\ddot{x}$ は x の 2 階の時間微分，すなわち加速度を表す．上式は，力 F を受けると $\ddot{x}$ の加速度が生じるという因果関係と考えてもよいし，加速度により発生する見かけの力である慣性力 $m\ddot{x}$ が F とつり合っているという，力のつり合いの関係式と考えてもよい．

> **例題 4.1**
>
> 質量 1 kg の質点とみなせる物体を考える．この物体が絶対座標 O-xyz において原点で静止している．いま時刻 $t = 0$ から，この物体に一定の力 $F = (2, 1, 0)$ が作用したとする．このとき，以下の問いに答えよ．
> (1) 任意の時刻 $t (> 0)$ での物体の速度ベクトル v を求めよ．
> (2) 任意の時刻 $t (> 0)$ での物体の位置ベクトル x を求めよ．
> (3) 任意の時刻 $t (> 0)$ での物体の移動した距離 l [m] を求めよ．

> **解**
> (1) 式 (4.4) を時間で 1 回積分すると，$v = (2t, t, 0)$（答）

(2) 速度ベクトル v をもう1回時間で積分すると，$x = \left(t^2, \dfrac{1}{2}t^2, 0\right)$（答）

(3) 上の(2)で求まった x 成分と y 成分より，

$$l = \sqrt{(t^2)^2 + \left(\dfrac{1}{2}t^2\right)^2} = \sqrt{\dfrac{5}{4}t^4} = \dfrac{\sqrt{5}}{2}t^2 \,[\mathrm{m}] \quad \text{（答）}$$

4.1.3 剛体の動力学

今度は質点ではなく，大きさをもち変形しない質量 m [kg] の剛体を考える．剛体の質量中心を G，G の絶対座標空間での位置ベクトルを x とすると，質量中心に外力 F が作用している際の，剛体の並進運動の運動方程式は，質点の場合と同様に式(4.4)で表される．

一方，剛体の場合，並進の3自由度(3方向)だけでなく，回転の3自由度の運動も考慮する必要があり，質点の場合より問題はずっと複雑となる．簡単のため，まずは平面内の運動を考える．この場合，回転運動は平面に垂直な方向を軸とする成分のみとなり，回転としては1自由度となる．剛体の質量中心まわりの，平面に鉛直な方向を軸とした回転の回転速度を ω [rad/s] とすると，この剛体にモーメント M [N·m] が作用するときの，剛体の回転の運動方程式は

$$I\dot{\omega} = M \tag{4.5}$$

となる．なおモーメントもこの場合は1方向のみであるので，スカラー量となる．ここで，$\dot{\omega}$ [rad/s²] は ω の1階の時間微分，すなわち角加速度を表す．また I は慣性モーメント(moment of inertia)と呼ばれる．並進運動の場合の質量に相当する量であり，単位は kg·m² である．剛体の平面領域を S [m²]，質量中心からの距離を r [m]，簡単のため密度を一様とし，その値を ρ [kg/m³] とすると，I は

$$I = \int \rho r^2 \, \mathrm{d}S \tag{4.6}$$

から求められる．

3次元空間における運動の場合には，角速度はベクトルとなり，$\boldsymbol{\omega}$ と表される．ベクトルの向きが回転軸の向きを表し，ベクトルの大きさが角速度の大きさを表す．剛体に作用するモーメントもベクトルとなり，これを $\boldsymbol{M}$ とすると，剛体の回転の運動方程式は

$$\mathbf{I}\dot{\boldsymbol{\omega}} = \boldsymbol{M} \tag{4.7}$$

となる．$\mathbf{I}$ は 3×3 の行列となり，慣性テンソル(inertia tensor)と呼ばれる．式(4.7)の各項の詳細などについては，機械力学の教科書[1,2]を参照されたい．

例題 4.2

2次元平面において，一様密度の円板を考える．円板の半径は1 m，質量は2 kgである．この円板に，時刻 $t = 0$ より一定のモーメント 4 N·m が作用したとする．
(1) 円板の慣性モーメント I [kg·m^2] を求めよ．
(2) 時刻 $t = 2$ での円板の角速度 ω [rad/s] を求めよ．
(3) 時刻 $t = 2$ での円板の回転した角度 θ [rad] を求めよ．

解

(1) 式(4.6)を用い，密度は円板の質量を円板の面積で除して求めると，
　　$I = 1\,\text{kg·m}^2$（答）
(2) 式(4.7)を時間で1回積分すると，$\omega = 4t$ [rad/s]．$t = 2$ では $\omega = 8$ rad/s（答）
(3) 式(4.7)を時間で2回積分すると，$\theta = 2t^2$ [rad]．$t = 2$ では $\theta = 8$ rad（答）

4.2 生体への適用

4.2.1 筋骨格系におけるモーメントの関係

人間は**骨格**(skeleton)を体内にもつ，いわゆる内骨格の構造をとっている．骨と骨が**じん帯**(ligament)などの結合組織で連結されることにより骨格は構成され，図2.2に示すように骨と骨が相対運動する場合には，それは**関節**(joint)となる．この関節を動かすのは，骨格に付着した筋，すなわち**骨格筋**(skeletal muscle)である．人間の場合には，ロボットのモータに相当する，関節のアクチュエータが筋となる．通常1つの関節には，関節を両方向に動かすために両側に筋がある．片方の筋から見て，反対側にある筋のことを**拮抗筋**(antagonist)と呼ぶ．

図4.2に示すように，筋骨格系の関節部を簡略化した**筋骨格モデル**(musculoskeletal model)を考える．骨Aおよび骨Bに付着した筋1と筋2がそれぞれ T_1 [N] および T_2

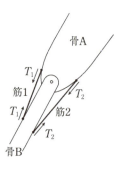

図4.2　関節部を簡略化した骨格筋モデル

[N] の張力を発揮しているとする．このとき，それぞれの筋により発生する，関節を回転させる**関節トルク**（joint torque）T_{joint} [N·m] を考える．関節トルク T_{joint} はそれぞれの筋の張力 T_1 [N] および T_2 [N] と，張力の作用線と関節中心の距離 r_1 [m] および r_2 [m] の積がモーメントとなるので，次式で表される．

$$T_{\text{joint}} = T_1 \times r_1 - T_2 \times r_2 \tag{4.8}$$

なおここでは骨 A に対して骨 B を時計方向に回転させるトルクを正としている．この発生した関節トルク T_{joint} が，身体を動かしたり，重力などの外力に対抗するために用いられることとなる．

このとき，この関節を時計方向に回転させるトルクを発生させるだけなら，T_2 は 0 でもよい．つまり，筋 1 だけが筋力を発揮すればよい．また，発生すべきトルクが 0 の場合は，T_1 も T_2 も 0 でよい．しかし実際の人体動作においては，T_1 や T_2 が 0 ではない場合も多い．例えば，外部からの予期できない外乱などに対抗するため，筋 1 および筋 2 をともに筋力発揮させ，かつ式 (4.8) 右辺の第 1 項と第 2 項の大きさが同じで，結果として合計の関節トルク T_{joint} が 0 になるように筋力を発揮させる場合がある．すなわち，両方の筋で関節を同じだけ引っ張る場合がある．この場合，この関節が見かけ上硬くなったようになる．このように関節の両側の筋がともに筋力発揮して関節トルクとしては打ち消し合うような作用は筋の**拮抗作用**（antagonism）と呼ばれている．

> **例題 4.3**
>
> 図 4.2 において，$T_1 = 100$ N，$r_1 = 0.02$ m，$r_2 = 0.01$ m の場合を考える．
> (1) $T_2 = 150$ N のときの T_{joint} を求めよ．
> (2) $T_{\text{joint}} = 0$ N·m となる T_2 を求めよ．
>
> **解**
> (1) 式 (4.8) に代入し，$T_{\text{joint}} = 100 \times 0.02 - 150 \times 0.01 = 0.5$ N·m（答）
> (2) 式 (4.8) に代入し，$0 = 100 \times 0.02 - T_2 \times 0.01$ より，$T_2 = 200$ N（答）

4.2.2 人体セグメントモデル

人体では関節部分以外が大きく変形することはないので，関節以外を剛体とみなし，関節は剛体同士を接続する接続点と考えることができる．このそれぞれの剛体を**体節**（body segment，人体セグメント）もしくは単にセグメントと呼び，このようなモデルを**人体セグメントモデル**（body segment model）と呼ぶ．図 4.3 に人体セグメントモデルの一例を示す．図 4.3(a) が矢状面の 2 次元モデル，(b) が 3 次元モデルである．解析の目的に応じて人体の分割数は異なる．ただし詳細なモデルでも，体幹部の分割数は異なることはあっても，通常，上肢は上腕，前腕，手部，下肢は腿，脛（下腿），足部

コーヒーブレイク　関節トルクと関節モーメント

「関節トルク」は「関節モーメント」と呼ばれることもある．「トルク」と「モーメント」は物理量としては同じものを指すが，若干ニュアンスが異なる．「モーメント」は純粋に（力）×（距離）の物理量そのものを指すが，「トルク」はモータやエンジンなどの機械が発生する出力というイメージが強いようである．そのため，機械工学系の研究者は「関節トルク」と呼ぶ場合が多い．一方，体育学系や医学系の研究者は「関節モーメント」と呼ぶ場合が多いようである．本書では「関節トルク」の呼称を用いる．

に分割されることが多い．各セグメントの質量，慣性モーメント，および重心位置などの慣性特性については，実験により測定された文献[3]の値が用いられることが多い．

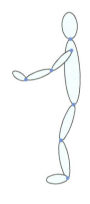
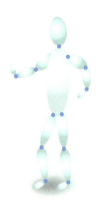

(a) 矢状面の2次元モデル　　　(b) 3次元モデル

図4.3　人体セグメントモデル

4.3　適用理論

4.3.1　逆動力学解析

前節の人体セグメントモデルを用いて身体の動力学解析を行う際，人体セグメントモデルに運動を与え，その運動に要する関節トルクや，発生する関節間力などを計算する方法が考えられる．この方法は**逆動力学解析**（inverse dynamics analysis）と呼ばれている．ちなみに「逆」と呼ばれる理由は，力と運動の因果関係を考えた場合，力

が作用して運動が生まれると考えるのが自然だからである．すなわち力が原因であり運動が結果であり，このような考え方からすると，先に運動を与えて力を求めるのは順序が逆であるためである．

逆動力学解析においては一般に，関節トルクや関節間力などの身体負荷は，人体の末端側から計算される．いま，図4.4に示されるように，人体セグメントモデルが足部で地面に立っている状態を考える．このとき足部セグメントに作用するのは床反力（床からの分布反力を1つの力ベクトルで代表させたもの），重力，自身の慣性力，および脛セグメントからの関節間力，関節トルクである．よって，セグメントの運動が実験などにより得られていれば，重力および慣性力は計算でき，また床反力も得られていれば，脛セグメントからの関節間力，関節トルク以外の成分はすべて得られるので，力のつり合いから，脛セグメントからの関節間力，関節トルクを求めることができる．そして，脛セグメントからの関節間力，関節トルクが求まれば，作用・反作用の法則により，この逆向きの力，モーメントが，脛が足部から受ける関節間力，関節トルクになる．そして脛に作用する重力，慣性力を計算すれば，脛と腿の間（膝関節）の関節間力，関節トルクを求めることができる．このようにして順次上位のセグメントに計算を進めていけばよい．

近年，人間の身体動作の計測環境は目覚ましい進歩を遂げており，モーションキャプチャシステムにより動作を計測すると同時に床反力計により床反力を計測することが容易になりつつある．市販のモーションキャプチャシステムの中には，床反力計とも連動し，計測すればすぐにシステム内で逆動力学解析を行い，関節トルクまで算出

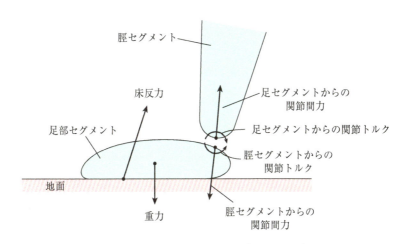

図4.4 足部で地面に立っている人体セグメントモデル

してくれるようなものもある．このように逆動力学解析は身体動作計測装置との親和性が高いので，生体力学の分野において，広く研究手法として用いられている．

例題 4.4

図4.5のような位置関係で，静止している足部セグメントに床反力および重力が作用している．足部セグメントの質量は0.4 kgである．床反力の大きさは600 Nであり，鉛直に作用している．このとき，足部関節が脛セグメントから受ける関節間力 F_joint および関節トルク T_joint を求めよ．なお重力加速度は9.8 m/s^{2}とする．

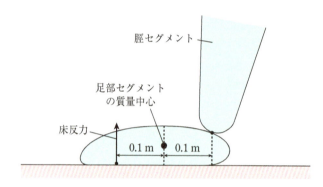

図4.5　静止している足部セグメント

解

静止しているので慣性力は0であるから，関節間力および関節トルクは，床反力と重力の合力および合モーメントの反対となる．まず関節間力は

$$F_\mathrm{joint} = -(600 - 0.4 \times 9.8) = -596.08 \text{ N（答）}$$

となる．これは下向きの力（圧縮力）である．

また関節トルクは

$$T_\mathrm{joint} = 600 \times 0.2 - 0.4 \times 9.8 \times 0.1 = 119.608 \text{ N·m（答）}$$

となる．これは床反力に対抗して足部セグメントを左回りに回そうとするモーメントである．

4.3.2　順動力学解析

上述の逆動力学解析とは対照的に，関節トルクなどの力を時間変化させて与えて，その結果として生じる運動を求めるのが**順動力学解析**（forward dynamics analysis）である．力を与えて運動を求めるので，「順」と呼ばれている．一般に，関節トルクなど

の人体内部の力やモーメントは実験では得られないので，順動力学解析は実験で得られた動作の分析ではなく，運動生成のシミュレーションなどに用いられている．順動力学解析の場合，人体セグメントモデルの1つ1つのセグメントは，各々が独立の剛体となるので，その全体の運動を求めるには多体系の運動解析手法を要することになる．これは**マルチボディダイナミクス**(multibody dynamics)と呼ばれており，1つの学問分野にもなっている複雑な問題である．このため，マルチボディダイナミクス専用の市販解析ソフトウェアなども存在する．紙面の都合上，マルチボディダイナミクスの理論の詳細については本書では割愛する．文献[4]を参照されたい．

4.3.3 筋骨格モデルにおける筋力の推定

　上述の逆動力学解析を用いれば，実験により計測した身体動作について，関節トルクを求めることができる．ではその関節トルクは，各筋がどのように筋力発揮すれば実現されるのかについて考えよう．図4.2の場合には，1つの関節の1方向の回転に寄与する筋は1つずつであったので，話は単純であった．しかし一般的には，人体の1つの関節の1方向の運動に寄与する筋が1つであることはむしろ稀であり，複数の筋が関与している場合の方が多い．例えば膝関節の場合，屈曲には大腿二頭筋，半膜様筋，半腱様筋が寄与しており，伸展には大腿四頭筋(大腿直筋，外側広筋，内側広筋，中間広筋)，大腿筋膜張筋が寄与している．このような場合，ある関節トルクを実現する筋力の組み合わせは無数にあり，関節トルクがわかっただけでは筋力配分は決定できない．すなわち，このような筋骨格系は冗長性をもっているといえる．

　これらの筋の筋力配分を実際に決定しているのは脳神経系であるが，脳神経系からの出力信号を知ることは容易ではない．そのため，バイオメカニクスにおいては，筋骨格モデルにおいて筋力配分を推定する各種のアルゴリズムが考えられている．これらのアルゴリズムの基本的な考え方は，「人体においては，1つの筋に負荷が集中するような不合理な筋力配分は行われず，なるべく多くの筋が動員されて負荷がある筋に集中しないようになっていて，かつ全体の筋力も無駄なく必要最小限であるはずである」というものである．このような考え方に基づくと，大きな筋は多くの力を受けもてるはずであり，逆に小さな筋は少しの力しか受けもつことができないので，筋の大きさに応じて筋の負荷を考える必要がある．そこでよく用いられているのが，筋の**生理学的横断面積**(physiological cross sectional area, PCSA)で筋張力を割った筋応力を用い，この指数乗和を身体全体として最小化しようとするアルゴリズムであり，下記のように記述される．

$$\text{minimize} \quad \sum_{i=1}^{N} \left(\frac{T_i}{A_i} \right)^p \tag{4.9}$$

ここで，T_i [N]（> 0）は i 番目の筋の筋張力，N は筋の本数，A_i [m^2] は i 番目の筋の PCSA，p は一般に整数である．なお PCSA は筋線維の断面積であり，一般に，発揮できる筋力と比例関係にあると考えられている．式(4.9)は基本的には，すべての筋の筋応力の総和を小さくする，すなわち最小限の筋力発揮を求めようとするアルゴリズムである．さらに指数 p によって，一部の筋の筋応力の突出をどれぐらい許すかが調節される．例えば指数 p が1の場合は単なる総和であるが，p を2にすると，式(4.9)の Σ の中の項については，筋応力が大きい筋はより大きく，小さい筋はより小さくなるので，筋応力が大きい筋が総和に対してより効くことになる．さらに例えば p を ∞ とすれば，筋応力の最大値のみが効くことになり，式(4.9)は最大値を最小化するという意味になる（このアルゴリズムは min/max criterion[5] と呼ばれている）．一般的には，低い負荷強度の場合であれば p は小さく，高い負荷強度の場合であれば p は大きい方が現実とよく合うといわれている．実際には p は2か3，すなわち筋応力の2乗和最小もしくは3乗和最小が用いられることが多い．なお，最小化する項として，筋応力でなく，筋力の収縮速度依存性なども考慮した筋モデル（代表的なものに Hill のモデル[6] がある）に基づく筋の活性度（activity）を用いる場合もある．また実際の計算においては，式(4.9)の最小化を満たすような筋力配分は，最適化計算により決定される．最適化計算の具体的手法については本書では割愛する．

例題 4.5

ある関節の運動に3本の筋肉が寄与しており，筋1，筋2，筋3の PCSA がそれぞれ，0.005 m^2, 0.004 m^2, 0.003 m^2 であるとする．それぞれの筋張力が 100 N, 160 N, 300 N のとき，式(4.9)の値を求めよ．ただし $p = 2$ とする．

解

式(4.9)に代入すると，

$$\left(\frac{100}{0.005} \right)^2 + \left(\frac{160}{0.004} \right)^2 + \left(\frac{300}{0.003} \right)^2 = 1.2 \times 10^{10} \, \text{N}^2/\text{m}^4 \quad (\text{答})$$

なお，これまで述べたような，1つの関節を動かすために2つの骨に付着している通常の筋は**単関節筋**（mono-articular muscle）と呼ばれる．それに対し，複数の関節にまたがっている筋を**二関節筋**（bi-articular muscle）と呼ぶ．例えば，腿の裏側の筋である大腿二頭筋は，膝関節の屈曲に寄与するのと同時に，股関節の伸展にも寄与してい

る．これは，この筋が股関節より上側の坐骨から始まり，膝関節より下側の脛の骨につながっているためである．このような筋については，上記のようなアルゴリズムを用いて筋力配分推定を行う際に注意が必要となる場合がある．

[参考文献]
1) 小野京右(著)，メカトロニクス時代の機械力学，培風館(1999)
2) 大熊政明(著)，新・工業力学，数理工学社(2005)
3) 例えば，阿江通良，湯 海鵬，横井孝志，日本人アスリートの身体部分慣性特性の推定，バイオメカニズム，**11**, 23−33 (1992)
4) 例えば，日本機械学会(編)，数値積分法の基礎と応用，コロナ社(2003)
5) J. Rasmussen, M. Damsgaard, and M. Voigt, Muscle recruitment by the min/max criterion : A comparative numerical study, *J. Biomech.*, **34**, 409−415 (2001)
6) A. V. Hill, The heat of shortening and the dynamic constants of muscle, *Proc. Royal Soc. London B*, **126**, 136−195 (1938)

[演習問題]

1. サッカーのキック動作における足部の加速度運動を考える．簡単のため，水平方向のみの運動を考え，キック動作の最中に脛部から足部には一定の力が作用したとする．足部の水平方向速度が 0.0 m/s の時刻からキックまでの時間を 0.20 s，キック時の足部速度を 20 m/s とするとき，脛部から足部に作用した水平方向の一定の力 F [N] を求めよ．なお足部の質量は 1.2 kg とする．

2. 問題1のサッカーのキック動作の場合において，今度は股関節が発揮すべき関節トルクを考える．簡単のため，重力は無視し，下肢が振り子のように股関節を中心として単純な回転運動を行うとする．また下肢全体を1つの剛体と考え，さらに長さ 0.80 m，質量 15 kg の一様密度の棒としてモデル化する．
(1) 下肢先端の速度が 20 m/s のときの回転角速度 ω [rad/s] を求めよ．
(2) 回転角速度0から上記(1)の角速度まで加速するのに要した時間を 0.20 s とし，一定の回転角加速度で加速したと仮定するとき，その回転角加速度 $\dot{\omega}$ [rad/s^2] を求めよ．
(3) 下肢全体の股関節まわりの慣性モーメント I を求めよ．ただし棒は十分細長いと考えてよい．
(4) 上記(2)の加速を実現するための，一定の関節トルク T_{joint} [N·m] を求めよ．

3. 図4.2の筋骨格モデルにおいて，時間 t が0 sから1 sの間において，筋1，筋2の張力がそれぞれ $T_1 = 150t$ [N], $T_2 = 200(1-t)$ [N] のように変化した．なお r_1, r_2 はそれぞれ，$r_1 = 0.015$ m, $r_2 = 0.02$ m とする．
(1) $t = 0.3$ s のときの関節トルク T_{joint} [N·m] を求めよ．なお正負は式(4.8)に従うものとする．
(2) 関節トルク T_{joint} が 0 N·m となる時刻 t_0 を求めよ．

4. 例題4.4において，さらに足部が加速度運動する場合を考える．歩行や走行時の蹴り出しのような足部を持ち上げる動作を想定し，足部の回転の角加速度は左回りに 3.0 rad/s² とし，並進の加速度は上向きに 0.8 m/s² とする．足部の質量中心まわりの慣性モーメントは 3.0×10^{-3} kg·m² とする．その他の諸元は例題4.4と同じとする．このときの足部関節が脛セグメントから受ける関節間力 F_{joint} および関節トルク T_{joint} を求めよ．

5. 例題4.5と同様に，ある関節の運動に3本の筋が寄与しており，筋1，筋2，筋3のPCSAがそれぞれ，0.005 m², 0.004 m², 0.003 m² であるとする．ある関節トルクを実現するための筋張力として，3本の筋の筋張力がそれぞれ，A: 120 N, 150 N, 200 N という配分と，B: 180 N, 180 N, 170 N という2種類の配分が考えられたとする．配分AとBのどちらの方が推定値として，より妥当か判断するため，式(4.9)の値を配分AとBで求め比較せよ．ただし $p = 2$ の場合と3の場合の2種類について行うこと．

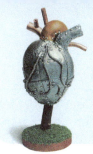

第5章
生体の流体力学

　我々の身の回りには，さまざまな流体(fluid)が存在する．流体とは，形を変えながら流れていくものの総称であり，気道内を流れる空気や血管内を流れる血液，腸内を流れる消化物なども流体と呼ぶことができる．流体力学(fluid mechanics)とは，こうした流体がどのように流れるのかを，力学的観点から記述する学問である．

　生体を対象とした流体力学は，図5.1に示すように多岐にわたっている．すべてを解説することはできないため，本章では赤枠で囲まれた人体内の流れを対象とする．まずはじめに流体力学の基礎を簡単に解説し，次に人体の**血液循環器系**(cardiovascular system)，**呼吸器系**(respiratory system)，**消化器系**(digestive system)の流れの概要を説明する．

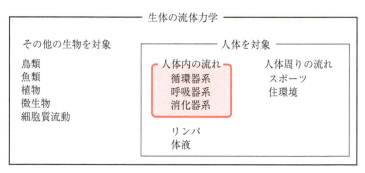

図5.1　生体の流体力学の概略と本章の対象範囲

第5章のポイント
・血液の特性と血管内の流れを理解しよう．
・呼吸器系の構造と空気の流れを理解しよう．
・消化物の特性と消化管内の流れを理解しよう．

5.1 流体力学の基礎

　流体である液体や気体は，いろいろな形の容器に入れることができ，定まった形がないように思える．こうした流体の運動を記述するためには，どのような考え方が必要であろうか．流体力学の分野では，図5.2に示すような流体中のある一部分を仮想的に切り取った検査体積(control volume)という概念を導入し，検査体積内の質量や運動量の保存を考える．そして質量や運動量の保存則を解くことにより，速度や圧力の詳細な分布を求めるのである．

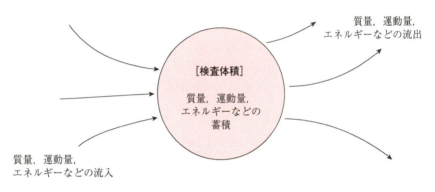

図5.2　検査体積内における質量や運動量の保存

　一方，速度や圧力の詳細な分布は必要ないが，速度や圧力のおよその大きさを知りたいという場合もしばしばある．このような場面では，次式で表されるエネルギーの保存則が有用である．

$$\text{運動エネルギー} + \text{位置エネルギー} + \text{圧力エネルギー} = \text{一定} \quad (5.1)$$

運動エネルギーと位置エネルギーは質点の力学で馴染み深いものであるが，圧力エネルギーは流体力学特有のエネルギーである．高圧ボンベの栓を抜くと気体が勢いよく噴き出ることをイメージするとわかりやすいが，圧力の高い流体は運動を引き起こすエネルギーを保有している．式(5.1)は，運動エネルギーと位置エネルギー，圧力エネルギーの総和が，流れに沿って保存されることを意味しており，ベルヌーイの定理(Bernoulli principle)と呼ばれている．こうした保存則の導出は数学的に煩雑であるため，本書では割愛し，流体力学の専門書に譲ることとする．

　次に，流体の性質について考えてみる．図5.3に示すような平行平板間の流れを考えてみよう．平板間の距離を H [m] とし，下の板は静止，上の板は速度 U [m/s] で動くものとする．このとき，平板間の流体には図に示すような直線的な速度分布が形

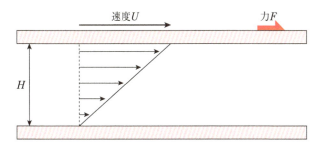

図5.3 平行平板間の流れ

成される.この流れはクウェット流れ(Couette flow)と呼ばれている.上の板を動かす際,流体の粘性の影響で板と流体の間に摩擦抵抗が生じる.抵抗に逆らって板を動かすための力を F [N] とし,板の面積を A [m^2] とすると,これらの間に次の関係が成り立つ.

$$\frac{F}{A} = \mu \frac{U}{H} \tag{5.2}$$

F/A は単位面積あたりのせん断力 [Pa] であり,せん断応力 τ と等しい.また,U/H はずり速度(せん断速度)$\dot{\gamma}$ [1/s] である.τ と $\dot{\gamma}$ を用いると上式は $\tau = \mu\dot{\gamma}$ となる.上式はせん断応力がずり速度に比例することを意味しており,その比例係数 μ [Pa·s] が粘性係数(粘度)である.つまり,粘性係数が高いほど板を動かすのに大きな力が必要になることを意味している.粘性係数を定義する式(5.2)は**ニュートンの粘性法則**(Newton's law for viscosity)と呼ばれており,この法則に従う流体を**ニュートン流体**(Newtonian fluid)という.水や空気などはニュートン流体であるが,血液はこの法則に従わない**非ニュートン流体**(non-Newtonian fluid)である.

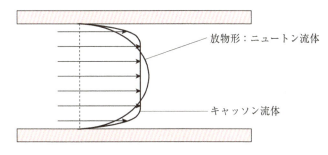

図5.4 ニュートン流体およびキャッソン流体の流れにおける速度分布

ニュートン流体が円管内を流れる場合には，管内に図5.4に示すような放物形の速度分布が生じる．円管内の発達した層流においては，流量 Q [m^3/s] と圧力損失（入口と出口の圧力差）ΔP[Pa] との間に次式で表される**ハーゲン・ポアズイユの法則**（Hagen-Poiseuille's law）が成り立つ．

$$Q = \frac{\pi R^4}{8\mu} \frac{\Delta P}{L} \tag{5.3}$$

ここで，R [m] は管の半径，L [m] は管の長さである．右辺の分子に半径の4乗があるため，流量と圧力損失は管径の影響をきわめて強く受けることがわかる．例えば同じ長さの管に同じ流量を流したい場合には，半径を半分にすると16倍もの圧力差が必要になるのである．細いストローで飲み物を飲むのがたいへんなのは，この理由による．

管内流れの様相を表す無次元数として，**レイノルズ数**（**Re 数**，Reynolds number）がよく使われる．Re 数は慣性力と粘性力の比を表し，次式で定義される．

$$\mathrm{Re} = \frac{慣性力}{粘性力} = \frac{\rho U D}{\mu} \tag{5.4}$$

ここで，U [m/s] は管内平均速度，D [m] は管直径，ρ [kg/m^3] は流体の密度，μ [Pa·s] は粘性係数である．そのため，Re 数は無次元数となる．発達した管内流の場合，Re 数が2100程度以上になると，流れが乱れた状態（乱流）に遷移する．

例題5.1

平行平板間に水（粘性係数 0.001 Pa·s）またはシリコンオイル（粘性係数 0.5 Pa·s）が満たされている．平板は一辺30 cm の正方形であり，平板間の隙間は0.1 mm である．下の平板を固定して上の平板を3 cm/s の速度で水平に動かしたところ，平板間にはクウェット流れが形成された．平板を動かすのに必要な力をそれぞれ求めよ．

（解）

ニュートンの粘性法則より，

$$F = A\mu \frac{U}{H} = 0.3^2 \mu \frac{0.03}{0.0001} = 27\mu$$

よって，水の場合は0.027 N，シリコンオイルの場合は13.5 N．

コーヒーブレイク　便利な無次元数

　無次元数は，分母と分子の単位が同じために次元をもたない物理量であり，理系の教科書にしばしば現れる．無次元数は流体力学の分野で特に多く定義されているが，なぜだろうか．この問いに答えるには，幾何学的相似と力学的相似の違いを理解する必要がある．

　飛行機のような大きな機械を設計する場合には，その性能を評価するために，まず縮小模型を作って試験することになるだろう．その場合，形を同じ比率で縮小し，幾何学的相似だけを満たせばいいのだろうか．実は，翼周りの流れを再現するにはこれだけでは不十分であり，力学的な相似も満たさなければならない．流体の慣性力と粘性力の比である Re 数が等しい場合には，これら 2 力の力学的相似も満たすため，翼周りの流れは縮小模型でも同じ様相となる．言い換えると，無次元数を合わせた試験を行えば，実機の評価ができるのである．飛行機や風車，船など，大きな機械の設計が盛んであった流体力学の分野では縮小模型が多用されたため，多くの無次元数が使われるようになったのであろう．

5.2　血液循環器系の流れ

　生体のホメオスタシス（恒常性）を維持するのに必要な酸素や二酸化炭素，栄養素，また老廃物などを輸送するため，血液は身体中の隅々まで巡っている．人体内の血液の量は，体重の約 1/13 である．血液循環器系とは血液の流れる経路であり，図 5.5 に示すように体循環と肺循環からなる．体循環とは，左心室から出た血液が大動脈，動脈，細動脈を経て毛細血管を通り，細静脈，静脈，そして大静脈を経て右心房に戻る流れである．肺循環とは，右心室から肺動脈を通って肺の毛細血管に入り，そこで酸素を摂取し二酸化炭素を放出した後，肺静脈を通って左心房に入る流れである．

　血液循環器系の流れは，工学的な流れとさまざまな点が異なる．まずはじめに，血流は強い拍動性を示す．つまり，流れの拍動は心臓が誘起し，それが全身へと伝播している．次に，流路である血管は変形能をもち，さらにきわめて複雑な形状をしている．壁面の変形と内部流体の流れの力学をきちんと理解するためには，流体力学に加えて固体力学の知識が必要である．また，血管の太さは cm スケールから μm スケールまでさまざまあり，毛細血管のように細い流路では血液を均質とみなせず，混相流として取り扱う必要がある．このように，血液循環器系の流れには取り扱いが難しい点が多く存在する．

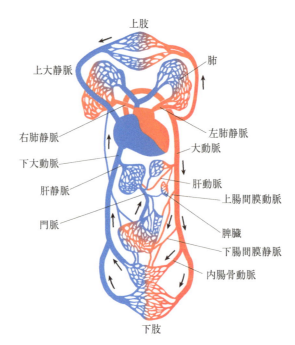

図5.5 血液循環器系の流れ

本節では,血液循環器系の概要を流体力学的な観点から解説する.まずはじめに血液の特性を説明した後,心臓や大血管,微小循環における血流を説明する.

5.2.1 血液

血液(blood)は**血漿**(plasma)と呼ばれる液体中に血球がひしめき合う懸濁液である.血漿の約90%は水であり,栄養物や酸素,二酸化炭素,ホルモン類など100種類以上の物質を含んでいる.血漿中で最も多い成分はタンパク質であり,その大半は肝臓で生成されている.血漿の比重は約1.02〜1.03,pHは約7.4である.血液中の有形成分の体積率は**ヘマトクリット**(hematocrit)と呼ばれている.男女間の差異もあるが,平均的なヘマトクリットは40〜45%程度である.有形成分は血球細胞である**赤血球**(red blood cell),**白血球**(white blood cell)と**血小板**(platelet)に分類でき,その大半(有形成分の98〜99%)は赤血球が占めている.赤血球の数密度はおよそ5×10^6個/mm^3,白血球はおよそ7×10^3個/mm^3,血小板はおよそ3×10^5個/mm^{3}である.

赤血球は核をもっておらず,細胞小器官もほとんどない.中央部がくぼんだ円盤状の形状をしており,その直径は約8 μm,厚みは2〜3 μmである.赤血球は高い変形

能を示すことが知られており，直径2 μm 程度の穴も通り抜けることができる．赤血球は脂質二重膜の内部にヘモグロビン溶液を含有しており，主に酸素と二酸化炭素の輸送を担っている．赤血球膜は，脂質二重層に由来する面積非圧縮性と曲げ剛性，ずり粘性，脂質二十層を裏側から支えるタンパクに起因する弾性などの力学特性を示す．ヘモグロビン溶液の粘度は，血漿粘度に比べ5倍程度高い値である．

　白血球は好中球，リンパ球，単球などの総称であり，有形成分の1%程度を占めている．外部から体内に侵入した細菌やウイルスなどの異物を排除する機能をもち，生体防御の役割を担っている．白血球は核をもっており，大きさはおよそ 12〜15 μm 程度である．力学的性質はマイクロピペット法などで調べられており，粘弾性体としてふるまうことが知られている．

　血小板は厳密には細胞とはいえず，巨核球と呼ばれる多核細胞の一部である．大きさは 1〜3 μm 程度であり，血管の損傷部位を塞ぐ止血効果を担っている．止血の過程は，血小板プラグ（白色血栓）の形成，血管収縮，凝固の3段階に大きく分けられる．

　では，こうした有形成分を含む血液の流れは，水の流れと同じであろうか．その答えは Yes であり No である．というのも，血管の大きさによって血液のふるまいが異なり，血液と水の違いが大きく現れる場合と，そうでない場合があるのである．

　水や空気などのニュートン流体の粘性係数は一定値であり，ずり速度によって変化しない．そのため，図5.6 に示すように応力とずり速度は比例関係（原点を通る直線）で表される．一方，血液の粘性係数はずり速度によって変化する．血液の粘度特性をよく表すモデルとして，以下の式で特徴づけられる**キャッソン流体**（Casson fluid）が知られている．

$$\begin{aligned} \sqrt{\tau} &= \sqrt{\tau_y} + \sqrt{\mu\dot{\gamma}} \quad (\tau > \tau_y) \\ \dot{\gamma} &= 0 \quad (\tau \leq \tau_y) \end{aligned} \tag{5.5}$$

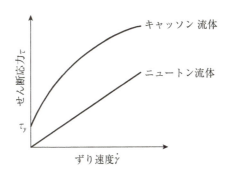

図5.6　ずり速度とせん断応力の関係

ここで，τ_y [Pa] は降伏応力であり，これよりも強い応力が働かないと流動が生じない．こうした血液特有の粘度特性は，有形成分の大半を占める赤血球の挙動から説明できる．流れがほとんど生じていない場合には，赤血球はルーロー（rouleaux）と呼ばれるコインを重ねたような構造（連銭構造）を作る．この構造を壊し，流動を生じさせるために降伏応力が必要となる．流動が生じると，血液はずり流動化を示す．ずり流動化とは，ずり速度が高くなるほど見かけの粘性係数が下がる現象である．ずり速度が高くなると，赤血球のルーローは小さくなる．また，個々の赤血球が流れ方向に伸長して，流れが乱されにくくなる．こうした挙動により，血液の見かけの粘性係数は低下するのである．

　血液の粘度特性は，どのような流れで顕著に表れるのであろうか．この問いに答えるにあたり，改めて式(5.4)で説明した Re 数を思い出して欲しい．Re 数は慣性力と粘性力の比であり，Re 数が高い流れは慣性が支配的，Re 数が低い流れは粘性が支配的である．血液と水の性質の違いは，ずり流動化を示すか示さないかという粘度特性の違いにあるため，粘性が支配的な流れ場で顕著に現れる．実際の血液循環器系においては，大きい血管では Re 数が高く，小さな血管では低い．よって，血液と水の流れの違いは，小さな血管ほど顕著に表れる．

5.2.2　心臓・大血管内の流れ

　大血管の血流を駆動するポンプの役目を果たしているのが**心臓**（heart）である．心臓の大きさは人のこぶし大であり，重さは約 300 g である．1 回の拍出量は約 70 mL であり，1 分間に 75 回拍動すると，1 分間の拍出量は約 5 L となる．人の体重の約 1/13 が血液であるから，体重 65 kg の人の総血液量は約 5 L となり，1 分間で全身の血液が一巡する計算となる．

　健康な人では，心臓の 1 回の拍出量は大きく変化しない．力学的にはこのようなポンプを容積型ポンプという．一方，一定の圧力差を生み出すポンプは圧力型ポンプと呼ばれている．容積型ポンプである心臓が時間あたりの拍出量を調節する際には，心拍数を変化させる．心拍数は自律神経系によって制御されており，身体的・精神的ストレスやホルモンなどによっても影響される．

　心臓から拍出された血液は大動脈を通り，動脈，細動脈を経て毛細血管に達する．その後，細静脈を通り，静脈，大静脈を経て心臓に戻る．これらの各血管の幾何学形状や流れの状態を表 5.1 に示す．上行大動脈と毛細血管を例にとり，2 つを比較してみよう．上行大動脈の直径は約 1.5 cm，毛細血管は約 6 μm であり，両者には 4 桁もの違いがある．最大流速を見てみると，上行大動脈では約 1.2 m/s，毛細血管では約 70 mm/s であり，約 2 桁の違いがある．血液の密度と粘性係数は変化しないものとし，

表5.1 各血管の特性と血流状態

[T. J. Pedley, *The Fluid Mechanics of Large Blood Vessels*, Cambridge University Press (1980)を参考に作表]

血管	上行大動脈	下行大動脈	腹部大動脈	大腿動脈	頸動脈	小・細動脈	毛細血管	小・細静脈	下大静脈	主肺動脈
内径 [mm]	15	13	9	4	5	0.05	0.006	0.04	10	17
壁厚 [mm]	0.65	0.65	0.5	0.4	0.3	0.02	0.001	0.002	0.15	0.2
長さ [mm]	50	200	150	100	150	1.5	0.6	1.5	300	35
最大流速 [mm/s]	1200	1050	550	1000	—	750	70	350	250	700
平均流速 [mm/s]	200	200	150	100	—	7.5	0.19	3.5	—	150
最大 Re 数	4500	3400	1250	1000	—	0.09	0.001	0.035	700	3000
Wo 数	13.2	11.5	8	3.5	4.4	0.04	0.005	0.035	8.8	15
脈波伝播速度 [m/s]	5	5	7	9	8	—	—	—	4	2.5
ヤング率 [kN/m^2]	4.8	4.8	10	10	9	—	—	—	0.7	6

最大流速を用いて Re 数を計算すると，上行大動脈では約 4500，毛細血管では約 0.001 となり，6桁もの違いが現れる．

次に，血管の圧力損失（入口と出口の圧力差）を考えてみよう．円管内の発達した層流においては，流量 Q と圧力損失 ΔP との間に，式(5.3)に示したハーゲン・ポアズイユの法則が成り立つ．この法則を上行大動脈と毛細血管に適用してみる．上行大動脈の管径は毛細血管の管径の 2500 倍，平均流速は 1000 倍である．これより，毛細血管の単位長さあたりの圧力損失（圧力勾配）は，上行大動脈の約 6000 倍（$\fallingdotseq 2500^2/1000$）と見積もることができる．毛細血管は短いためトータルの圧力損失としてはこれほどの大きな差とはならないが，実際の人体においても，動脈で 100 mmHg 程度ある血圧が微小循環を抜けると 10 mmHg 程度にまで大きく低下する．

表5.1には，**ウォーマスリー数**（**Wo 数**, Womersley number）と呼ばれる無次元数も記載されている．Wo 数も Re 数と同様に慣性力と粘性力の関係を表す無次元数であり，次式で定義される．

$$\mathrm{Wo} = \sqrt{\frac{\text{加減速に必要な慣性力}}{\text{粘性力}}} = \sqrt{\frac{\rho \omega R^2}{\mu}} \tag{5.6}$$

ここで，ω は流れの脈動の角速度であり，R は管の半径である．Re 数の定義式における分子は時間平均した流れの慣性力であったが，Wo 数の場合は非定常的な流れの加減速に必要な慣性力となっている．Re 数と異なり，Wo 数ではなぜ平方根となっているのか，なぜ直径の代わりに半径 R を用いるのかについては，昔からこれを用いているからとしか答えようがない．個人的には平方根をなくし，半径の代わりに直径を用いた方がよいと思っているが，無次元数というものは一度使われ始めるとそう簡単に変更できないのである．

上行大動脈の Wo 数は約 13.2，毛細血管の Wo 数は約 0.005 である．毛細血管では Wo 数が十分に低く，流れの加減速に対する慣性の影響は無視できる．この場合，図 5.7 に示すように最大流量時には管内に放物形の速度分布が形成され，流量がゼロになると速度は生じない．一方，上行大動脈のように Wo 数が高い場合には，図 5.7 に示すように流量がゼロとなっても慣性によってすぐには停止できない．特に大きな慣性をもつ管中央付近の流体はそのまま流れ続け，慣性の小さい壁近傍の逆流し，波打つような速度分布が形成される．こうした流れは，左心室と上行大動脈の間の大動脈

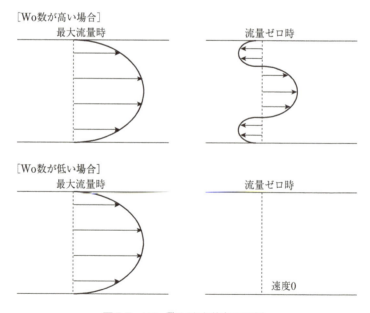

図 5.7　Wo 数と速度分布の関係

弁が閉じた場合などに生じている．

　流れが脈動している場合には，管軸方向に脈波が伝播する．非圧縮性流体がまったく変形しない剛体管を流れる場合には，脈波伝播速度は理論的に無限大となってしまうが，実際の血管には変形能があるため，有限の速さで脈波が伝播する．脈波の伝播速度 κ は，5.1節で解説した質量保存則と運動量保存則，および血管壁の構成則を用いて導出することができ，管壁の変形が小さい条件下では，κ は次のメーンズ・コルテベークの式(Moens-Korteweg equation)で与えられる．

$$\kappa = \sqrt{\frac{Eh}{2\rho R}} \tag{5.7}$$

E [Pa] は壁のヤング率，h [m] は壁厚，ρ [kg/m^3] は流体の密度，R [m] は管の半径である．この式は，ヤング率が上昇し壁が固くなると，脈波伝播速度が速くなることを示唆している．近年は血管年齢を診断する装置が巷で見られるが，基本原理はこの脈波伝播速度を計測するものであり，加齢とともに伝播速度が上昇するという傾向に基づいて診断している．各血管の脈波伝播速度，ヤング率，壁厚を表5.1に示す．大血管においては，およそ毎秒数メートルの速度で伝播することがわかる．

5.2.3　微小循環の流れ

　微小循環とは，細動脈から毛細血管を通り，細静脈へと抜ける流れの総称である．細動脈や細静脈の直径は40〜50 µm程度であり，赤血球の直径(8 µm)の数倍しかない．そのため，血液を均質な液体と考えることはできず，血漿中に血球細胞が浮遊している懸濁液と考える必要がある．また，微小循環流れのRe数は十分に低いため(表5.1参照)，慣性の影響は無視できる．慣性の影響のない流れは，ストークス流れ(Stokes flow)と呼ばれている．

　円管内の発達したストークス流れ中に剛体球を投入すると，球は管軸方向に流れていくものの，半径方向には移動しない．しかし，球が変形能をもつ場合は，管の中心に向かって半径方向に移動する．こうした現象を軸集中(radial accumulation)という．赤血球は高い変形能をもつため，軸集中により壁から離れる傾向を示し，壁近傍に血漿層と呼ばれる赤血球の存在しない層が形成される．この層の厚みは血管の種類によっても異なるが，数µm程度である．血漿層には赤血球が存在せず管壁近傍の粘性係数が局所的に低くなり摩擦抵抗が小さくなるため，小さな圧力勾配でも流れを誘起できるようになり，結果として見かけの粘性係数が下がる効果が生じる．さらにいえば，赤血球が軸集中すればするほど，細血管内の流れの見かけの粘性係数は低下する．このように，細管内で血液の見かけの粘性係数が変化する現象はファーレウス・リンドクヴィスト効果(Fahraeus-Lindqvist effect)と呼ばれている．

細管内で赤血球が軸集中すると，管壁近傍の白血球や血小板の数密度は上昇する．これは赤血球が白血球や血小板に比べて変形能が高く管軸に集まりやすいために，その他の細胞が外に追い出されることが原因である．こうした半径方向の移動は，白血球や血小板にとって都合のよいものと解釈されている．白血球は外部から体内に侵入した細菌やウイルスなどの異物を排除するため，血管内から血管外へ遊出する必要があるが，その第一ステップとして血管壁に接着しなければならない．赤血球の軸集中は白血球を管壁近傍に押し出すことで，接着する頻度を上げる役割を果たしている．血小板の場合には，血管内皮細胞が損傷し，その下の膠原繊維が露出すると，止血過程の第一ステップとしてその部位に次々と血小板が付着する必要がある（これを血小板プラグという）．赤血球の軸集中は血小板を壁近傍に押し出し，血小板プラグの形成速度を上げる役割も果たしている．

　毛細血管には大きく2つの種類がある．シャント血管と呼ばれる血管は，細動脈と細静脈を直接つなぐもので，基本的に常時血液が流れた状態にある．一方，真の毛細血管と呼ばれる血管の起始部には毛細血管前括約筋があり，血液流入量を能動的に調節できる．多くの場合，真の毛細血管はシャント血管の近位端付近から枝分かれし，遠位端付近で合流する．部位により異なるが，1つの毛細血管床（毛細血管とその周囲にある組織によって構成される領域）には10～100程度の真の毛細血管が存在する．毛細血管内のヘマトクリット値は大動脈内より低く，20％程度である．この理由は，血管壁近傍に赤血球の少ない血漿層があり，分岐する血管に入る血液のヘマトクリット値が元の血管での値より低くなるためである．

　毛細血管の直径は赤血球の直径と同程度である．こうした毛細管内を流れる赤血球の基本的な形態は，図5.8に示すパラシュート形である．パラシュート形になる理由は，赤血球の中心部が管中央の速い流れに押されるものの，赤血球の周縁部は壁から

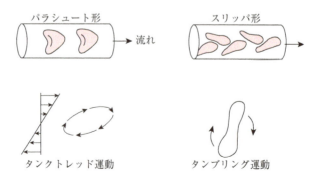

図5.8　赤血球の運動形態

の摩擦で減速されるためである．毛細血管内においても赤血球は流体力学的な力で壁から離れる性質があり，管の中心に移動する．ヘマトクリット値が低い条件下では，こうしたパラシュート形の赤血球が列をなして流動する．少し管径が大きくなり，ヘマトクリット値が高くなると，スリッパ形をした赤血球が交互にジッパーのように並ぶ形態となる．

単一の赤血球を単純せん断流れ中におくと，ずり速度の大きさによって図5.8に示すようなタンクトレッド運動やタンブリング運動が見られる．厳密にはずり速度の大きさではなく，せん断応力が重要なパラメータであり，**キャピラリー数**（Capillary number, **Ca数**）と呼ばれる次の無次元数で整理することができる．

$$\mathrm{Ca} = \frac{粘性力}{膜の弾性力} = \frac{\mu a \dot{\gamma}}{Eh} \tag{5.8}$$

μ [Pa·s] は周囲流体の粘性係数，a [m] は赤血球の半径，$\dot{\gamma}$ [1/s] はずり速度，E [Pa] は赤血球膜のヤング率，h [m] は膜厚である．Ca数は，赤血球の膜が受ける粘性力と膜の弾性力の比を表す．Ca数が高いと膜の弾性力に対して粘性力の効果が大きいため，赤血球は大きく変形する．逆にCa数が低いと赤血球はほとんど変形しない．タンクトレッド運動はCa数が高い場合に見られる運動で，赤血球本体の姿勢は時間的にほとんど変化しないものの，赤血球の膜は回転運動している．この姿が戦車のキャタピラのようであるため，この名前が付けられた．一方，タンブリング運動はCa数が低い場合に見られ，円盤型の赤血球が剛体的に回転運動するときの形態である．これらの運動の間の遷移域には，赤血球が揺れ動くスインギング運動なども見られる．赤血球は自身のもつ高い変形能により，運動時にさまざまな形態を示す．

例題5.2

表5.1の血管内径と平均流速を用い，大腿動脈と小・細動脈に作用する平均的な壁面せん断応力を求めよ．ただし，速度分布は放物形と仮定し，血液の粘性係数は0.004 Pa·sとする．

解

放物形の速度分布を仮定すると，壁面せん断応力 τ は内直径 D と平均速度 U を用いて $\tau = 8\mu \dfrac{U}{D}$ で与えられる．各数値を代入すると，大腿動脈では $\tau = 8 \times 0.04 \times \dfrac{0.1}{0.004} = 0.8\,\mathrm{Pa}$，小・細動脈では $\tau = 8 \times 0.004 \times \dfrac{0.0075}{5 \times 10^{-5}} = 4.8\,\mathrm{Pa}$ となる．血管の部位によって直径や流速は大きく変化するものの，壁面せん断応力の値はそれほど変化しない．

5.3 呼吸器系の流れ

呼吸器系は血液循環器系と連携し，体内に酸素を取り込み，不要な二酸化炭素を排出する機能をもつ．呼吸器系の概要は図 5.9 に示すとおりであり，鼻，咽頭，喉頭，気管，気管支およびその先の肺が含まれる．酸素と二酸化炭素のガス交換は，主に肺の奥の肺胞と呼ばれる部分で行われており，その他の部分は肺胞に到達するまでの空気の通り道となっている．

5.3.1 鼻から喉頭までの流れ

鼻の中の**鼻腔**（nasal cavity）は，鼻中隔によって左右 2 つに分かれている．鼻前庭部は皮膚に覆われ，鼻毛が生えているが，それ以外の部分は粘膜で覆われている．鼻腔は単なる空気の通り道ではなく，外鼻孔から入ってくる空気を暖める機能をもっている．鼻腔内壁直下には静脈が密に走り，暖かい血液が絶えず流れているため，そこを通る空気も熱伝達によって暖められるのである．鼻腔には湿度を調節する機能もあり，鼻腔内の粘液細胞が作り出す粘液が気化することによって，外から流入する乾燥した空気の湿度を上げている．こうした機能により，肺に到達する空気は体温近くにまで温められ，湿度も 100% に近い状態になる．

鼻腔のもう 1 つの機能として，外から取り込んだ空気から細菌や粉塵を取り除く機能があげられる．鼻腔内に入り込んだ微粒子が鼻腔表面の粘液層に付着すると，**咽頭**（pharynx）に向かう粘液の流れによって輸送され，最終的に胃に到達して胃液によって消化される．こうした機能により，呼吸器系を通って外敵が体内に侵入するのを防

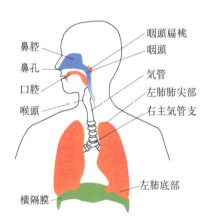

図 5.9 呼吸器系

いでいる．なお，粘液の流れを作り出す繊毛細胞については，5.3.3節で解説する．

呼吸1回の換気量を500 mLとし，呼吸のサイクルを1分間に12回とすると，鼻腔や咽頭部における空気の平均速度は0.8 m/s 程度であり，Re数は約500と見積もられる．こうした流れ中に細菌や粉塵などの粒子が存在すると，周囲の空気と異なる軌跡を辿る．体内に侵入した微粒子がどのような軌跡を辿りどの部位に付着するのかを考えることは，流体力学と体の免疫機能の関係を考える上で興味深い．図5.9に示す咽頭付近に着目してみよう．鼻腔から入った空気は，咽頭部で直角に近い角度で曲がって流れている．こうした急激な曲がり部では，粒子の慣性の影響が強く現れ，多くの微粒子はカーブを曲がりきれずに咽頭部の粘膜に付着することになる．幸いにも咽頭部には咽頭扁桃（pharyngeal tonsil）と呼ばれるリンパ組織があり，細菌や異物を効率よく除去しているようである．

喉頭（larynx）は空気の流れと食べ物の流れを分岐させる役割をもつ．気管の入り口部には喉頭蓋と呼ばれる軟骨でできた蓋があり，呼吸時は開いた状態になっている．食べ物や飲み物が呑み込まれると，この喉頭蓋は瞬時に閉じた状態へと変化し，気管の入り口は塞がれて呑み込んだものは食道へと流れていく．喉頭蓋が正しく機能しないと食べ物は気管に流入してしまうが，通常は反射的に出るせきによって気管から押し出している．なお，喉頭蓋の下には声帯のひだがあり，空気の流れによって振動することで音を発生している．

5.3.2　気管から肺内への流れ

喉頭から流入してくる空気は**気管**（trachea）を通り，二股に分岐した**主気管支**（bronchi）へと流れ込む．その後，図5.10に示すように分岐を繰り返して左右の肺の

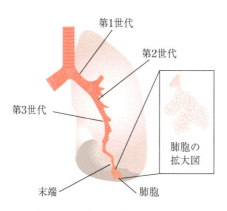

図5.10　気管および肺の構造

表5.2 気道の形状と流動状態
[T. J. Pedley, *Ann. Rev. Fluid Mech.*, **9**, 229–274 (1977)]

世代	直径 [cm]	長さ [cm]	通常時 (0.5 L/s)		運動時 (2 L/s)	
			平均流速 [cm/s]	Re 数	平均流速 [cm/s]	Re 数
気管	1.80	12.0	197	2325	790	9300
1	1.22	4.76	215	1719	859	6876
2	0.83	1.90	235	1281	941	5124
3	0.56	0.76	250	921	1002	3684
4	0.45	1.27	202	594	809	2376
5	0.35	1.07	161	369	643	1476
10	0.13	0.46	38	32	151	127
15	0.066	0.20	4.4	1.9	17.8	7.6
20	0.045	0.083	0.3	0.09	1.2	0.37

奥へと進み，最終的に肺胞と呼ばれる直径200〜300 μm程度の袋状の組織に達する．循環器系と呼吸器系の根本的な違いは，循環器系は終わりのないループ状になっているが，呼吸器系は肺胞で行き止まりとなっている点である．肺胞は肺内に数百万個あり，肺胞の全表面積は50〜70 m^{2}といわれている．この大きな表面積を利用し，肺は効率よくガス交換を行うのである．成人男子の平均的な肺活量は4.8 L程度であるが，これが肺内の空気の総量ではない．息を吐き出しきった後にも肺内には1.2 L程度の空気が残っており，肺内の空気の総量（全肺気量）は合計で6 L程度ある．

　流体力学的な観点から気道内の流れを整理すると，表5.2のようにまとめられる．気道は順次二股に分岐していくため，樹形図のように表記できる．表中の「世代」とは上から何分岐したかを意味しており，第1世代は主気管支のことである．肺胞は第17世代あたりから見られるようになり，第23世代あたりに多く見られる．気管では直径が約2 cmあり，通常時は2 m/s程度の平均速度で空気が流れている．一方，第20世代では気道の直径は450 μm程度にまで小さくなり，平均流速は3 mm/s程度に減少する．こうした違いにより，気管のRe数は2000を超えるものの，気道の末端のRe数は1より低くなる．激しい運動時は呼吸の回数が増加するため，平均速度は4倍程度に増加する．このとき，気道の上の世代では流れは乱流になるが，下の世代では層流状態を保つ．

5.3.3 繊毛による粘液の流れ

肺内に取り込まれた細菌や粉塵は，肺の奥から喉頭へと向かう**粘液**（mucous）の流れによって食道へと押し戻される．粘液は気道内の杯細胞から分泌され，粘液の流れは繊毛細胞が生み出している．図5.11に示すように，気管および気道の上の世代の内壁は繊毛細胞と杯細胞で覆われている．**繊毛**（cilium）は，長さが5～10 μm程度の毛のような細胞小器官の1つであり，内部の分子モータによって屈曲しながら運動することで，周囲の流体の流れを駆動する．1つの繊毛細胞には数百本の繊毛が生えており，これらが協調して運動することで，気道内に肺の奥から喉頭へと向かう粘液の流れを作り出している．

一本一本の繊毛は，図5.12に示すような運動をしている．①→②→③は有効打と呼

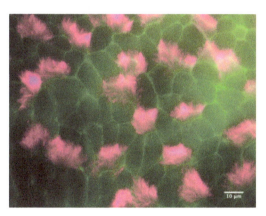

図5.11　マウス気道内の繊毛分布
ピンク色は繊毛，緑色は細胞骨格．
[K. Kiyota *et al.*, *Amer. J. Physiol. -Lung Cell. Mol. Physiol.*, **306**, L144−L151 (2014)]

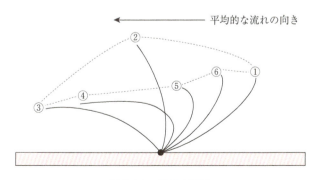

図5.12　繊毛の運動

ばれ，大きな正方向の流れを生み出す．③→④→⑤→⑥→①は回復打と呼ばれ，小さな逆方向の流れを生み出す．有効打の生み出す流れの方が回復打のものより強いため，時間平均すると有効打方向に流れが生み出される．

例題5.3

長さ $10\,\mu\mathrm{m}$ の繊毛が，先端速度 $100\,\mu\mathrm{m/s}$ で動いている．周囲流体が水であるとき，繊毛が出す力のオーダを見積もれ．

（解）

繊毛とは形状が異なるが，球に働く力 F と速度 U の関係を利用してオーダを見積もる．無限流体中のストークス流れにおいては，F と U の間に $F = 6\pi\mu a U$ の関係（ストークス抵抗則）がある．ここで a は球の半径である．繊毛の長さを代入し，μ を 0.001 Pa·s とすると，F は $10^{-11}\,\mathrm{N}\,(=10\,\mathrm{pN})$ と見積もられる．

コーヒーブレイク　帆立貝定理

繊毛流れの Re 数は 1 より十分低く，慣性の無視できるストークス流れと近似できる．ストークス流れの条件下では，屈曲しない繊毛を前後に往復運動させても，周囲流体が振動するだけで一定方向の流れは生み出せない．これを**帆立貝定理**(scallop theorem)という．我々がプールの中で泳ぐような Re 数の高い（慣性の強い）条件下では，手を掻く速さによって水の抵抗が大きく変化し，単純な往復運動をしても行きと帰りで速度が違えば正味の推力を出すことができる．一方，ストークス流れの条件下では，行きと帰りで同じ軌跡を辿る運動は周囲流体に対称な流れを生み出し，正味の推力は 0 となる．よって，帆立貝のような 1 自由度の運動を行っていてはまったく移動できない，というのが帆立貝定理である．もっとも，実際の帆立貝まわりの流れの Re 数は 1 より高く，慣性の影響は無視できないため，帆立貝が泳げるのは周知の事実である．

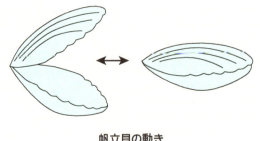

帆立貝の動き

5.4 消化器系の流れ

　消化器系の流れは，血液循環器系や呼吸器系に比べて流体力学的に不明な点が多い．その理由の1つとして流体の組成が複雑である点があげられる．また水のようなニュートン流体を摂取することもあれば，牛肉のような固形物を咀嚼した後にできる混相流体を摂取することもある．こうした多岐にわたる流体を一意に取り扱うのは難しい．2つ目の理由として，**蠕動運動**（peristaltic motion）が力学だけでは説明できない点があげられる．消化管内の流れは管壁面の蠕動運動によって駆動されているが，蠕動運動を引き起こす不随意筋（自分の意思で動かせない筋肉）の運動は自律神経の活動によって制御されている．そのため，蠕動運動を理解するには自律神経による制御機構を理解する必要がある．3つ目の理由として，食べ物が便へと変化していく間に，多くの化学変化や物質吸収をともなう点があげられる．消化器系の主たる目的は食べ物を消化吸収することであるから，通常の力学的な議論に加え，化学反応や物質輸送現象を議論する必要がある．こうした現象の複雑性により，消化器系の流れには未解明な点が多く残されている．

　消化器系の概要を図5.13に示す．口腔と咽頭までは呼吸器系と同様の経路を辿るが，喉頭において食道と気道は分岐し，その後は**胃**（stomach），**小腸**（small intestine），**大腸**（large intestine）で構成されている．本節では，主に力学的な視点から消化器系の

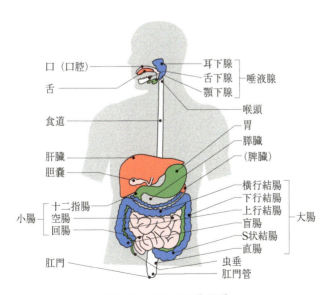

図5.13　ヒトの消化器系

流れを解説する．

5.4.1 食物のレオロジー

レオロジー(rheology)という言葉は聞き慣れないかもしれないが，変形(変形速度)と応力の関係(構成方程式)を取り扱う学問領域である．水はニュートン流体であり，粘性係数はずり速度に依存しないことを5.1節で述べた．食品の中にもニュートン流体とみなせるものは多くある．例えば，水飴は水の10万倍ほど高粘性係数であるものの，水と同じくニュートン流体とみなすことができる．これに対し，構成する高分子間で結合が形成される食品は，ずり速度が上がるほど粘性係数が下がるずり流動化を示す．ピーナッツバターやねりがらしなどがその例である．各食品のおよその粘性係数を図5.14に示す．表中の●印は非ニュートン性が弱いものを意味し，矢印はずり速度が低い(1〜50/s)範囲の粘性係数を表している．食品の粘性係数には6桁ほどの大きな幅があることがわかる．実際には，ずり粘度だけでは食品のレオロジー特性を表現できず，食品のもつ弾性や塑性の効果を考慮すべき場合もある．

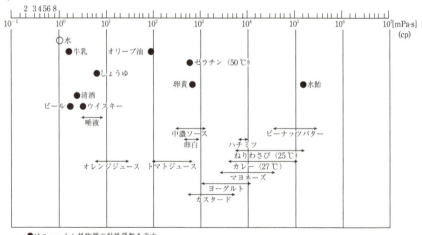

図5.14 食品の粘性係数
[川崎種一，*New Food Industry*, **23**, 84−86 (1981)．図2を改変]

5.4.2 口腔から胃への流れ

消化の過程は大きく機械的消化(力学的な破断)と化学的な消化(化学反応)の2つに大別できる．口腔内では咀嚼によって食物が破断され，機械的消化が行われる．同時

に唾液と食物が混合することにより，唾液中のアミラーゼが食物中のデンプンをブドウ糖やマルトースなどに分解するという，化学的消化が行われる．唾液は口腔内の湿度を維持するために常時分泌されているが，食物を咀嚼する際の刺激によってさらに多く分泌される．

　口腔内で咀嚼された食物は咽頭，食道を通過して胃へと運ばれる．この一連の動作を**嚥下**（swallowing）という．舌の動作によって食物を呑み込む過程までは随意運動（自分の意思に基づく運動）であるが，その後は反射的な不随意運動によって食物は食道へと輸送される．食物が咽頭部に到達すると不随意運動である嚥下反射が誘発され，喉頭蓋が気道入口を閉鎖して食物が気道に侵入するのを防ぐ．食物が気道に入ることを**誤嚥**（aspiration）という．誤嚥により食物や口腔内の雑菌を気道へと侵入してしまうため，気管支炎や誤嚥性の肺炎などが引き起こされる場合もある．

　喉頭を通過した食物は食道に入り，重力と食道の蠕動運動により胃の入口部へと輸送される．図5.15に示すように胃の入口部には噴門（cardia）がある．噴門は平常時は閉じているが，食物が下りてくると筋が緩んで開口する．胃に入った食物は胃の蠕動運動によって撹拌される．蠕動収縮は胃体部の噴門側から約20秒周期で発生し，幽門に向かって2.5 mm/s程度の速度で移動する．蠕動運動によって胃の内部に強いせん断応力が生じ，機械的消化が促進されると考えられている．

　食物が胃に入ると，胃液の分泌を促進するホルモンであるガストリンが血液中に分泌される．胃液は1日に1〜3L程度分泌され，化学的消化を行っている．胃液は塩酸やペプシンを含む強酸性（pH 1〜1.5）の溶液で，主にタンパク質を分解する機能をもつ．消化が進んだ後は，幽門が断続的に開き，食物は胃から十二指腸へと輸送される．胃での消化に必要な時間は食物によって異なり，米などの糖質は2〜3時間程度であるが，脂質は12時間程度要する場合もある．

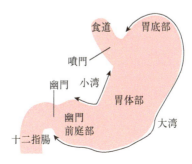

図5.15　胃の構造

5.4.3 腸内の流れ

小腸は十二指腸，空腸，回腸からなる全長6mに及ぶ消化器である．小腸では主に化学的消化と吸収が行われる．小腸には膵臓から膵液が供給され，デンプン，タンパク質，脂質の分解を行う．膵液は炭酸水素ナトリウムを含むアルカリ性の溶液であり，胃から流入した酸性の消化物を中和する役割ももつ．

小腸内の流動も蠕動運動によって駆動される．小腸の半径は2 cm 程度であり，6〜

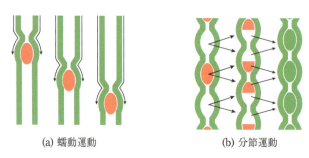

(a) 蠕動運動　　　　　　　　(b) 分節運動

図5.16　消化管の蠕動運動と分節運動

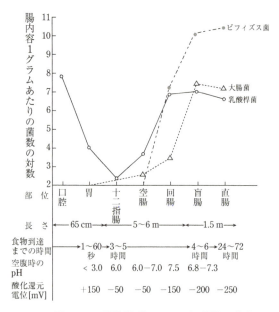

図5.17　消化器系における細菌数の分布

［光岡知足，腸内細菌の話，岩波書店(2007)，図23を改変］

12 mm 程度の蠕動収縮が 2 cm/s 程度の速度で大腸に向かって移動している．波の間隔は 8〜16 cm 程度である．消化物の粘度にもよるが，小腸内の流れの Re 数はおよそ 20〜50 程度である．蠕動運動に加えて，図 5.16 に示す分節運動(segmental motion)も現れる．分節運動には消化物を撹拌する効果があり，化学的消化を促進させる．

小腸を通過した消化物は大腸へと輸送される．大腸の消化物には栄養素はほとんど残されておらず，消化も行われない．大腸内には多くの細菌が棲みついており，**腸内フローラ**(microbial flora)と呼ばれる生態系を形成している．こうした細菌は消化物を分解して糞便の悪臭のもとになるガスを産生する．消化器系における細菌数の分布を図 5.17 に示す．胃は強酸性であるので細菌数はかなり少ないが，小腸内には再び多くの細菌が存在し，大腸では大量に存在している．成人男性の場合，体内に棲みついている細菌はおよそ 1 kg といわれている．また，糞便のおよそ 1/3 は腸内細菌である．近年では，腸内フローラが肥満や大腸がんなどの疾患と密接に関係していることが明らかになり，多くの研究者から注目されている．

[参考文献]
1) T. J. Pedley (著), *The Fluid Mechanics of Large Blood Vessels*, Cambridge University Press, Cambridge (1980)
2) T. J. Pedley, Plumonary fluid dynamics, *Ann. Rev. Fluid Mech*., **9**, 229–274 (1977)
3) 日本機械学会(編)，生体力学(バイオメカニクスシリーズ)，オーム社(1991)
4) 谷下一夫，山口隆美(編)，生物流体力学，朝倉書店(2012)
5) E. N. マリーブ(著)，林正健二，今本喜久子ほか(訳)，人体の構造と機能，医学書院(2015)

[演習問題]

1. 表 5.1 より，腹部大動脈の内径は 9 mm，平均流速は 100 mm/s 程度である．直円管内の発達流を仮定し，壁面ずり速度を求めよ．

2. 内径 2 mm，厚さ 0.2 mm の直円管内を，密度 1000 kg/m^3 の液体が流れている．脈波伝播速度が 1 m/s であるとき，管壁のヤング率を推定せよ．

3. Re 数は慣性力と粘性力の比を表す．慣性力と粘性力は，それぞれどのように見積もられているのか述べよ．

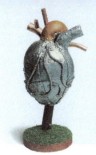

第6章 生体の輸送現象論

　外界の物理的な環境が変化しても，人体の基本的な営みは大きく影響されない．人体のこうした恒常性を**ホメオスタシス**(homeostasis)という．恒常性を保つためにATPをエネルギー源として濃度勾配に逆らって物質を輸送することを能動輸送という．これに対し，ブラウン運動による**拡散**(diffusion)や流れ(**対流**：convection)による輸送，細胞膜の透過などは受動的な輸送といえる．能動的な物質輸送は膜輸送の専門書に譲ることとし，本章では主に受動的な**輸送現象**(transport phenomena)について解説する．

　輸送現象論は，運動量や熱，物質濃度などの物理量が，どのような速度で移動するかを取り扱う学問である．本章では，図6.1に示すように生体において熱と物質がどのように輸送されるかを解説する．**熱の輸送**(heat transfer)は，我々の体温が周囲環境によらず一定に保たれているしくみを理解する上で重要となる．**物質の輸送**(mass transfer)は，呼吸のメカニズムや栄養素の吸収を理解する上で重要となる．本章では，まずはじめに輸送現象論の基礎を簡単に解説する．次に，人体内の熱輸送と物質輸送の概要を説明する．

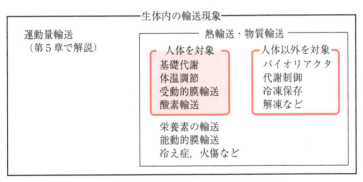

図6.1　生体内の輸送現象の概略と本章の対象範囲

第6章のポイント

- 熱と物質の輸送現象の共通点を理解しよう．
- 部位による移流と拡散の寄与の違いを理解しよう．

6.1 輸送現象の基礎

熱の輸送と物質の輸送はまったく別のものと思うかもしれない．しかし，2つの輸送現象にはいくつかの共通点がある．1つ目の共通点は，2つの物理量はともにスカラー量であり，物理量の高い方から低い方へ拡散することである．2つ目の共通点は，どちらも流れによって運ばれる点である．そのため，熱と物質の基本的な輸送現象は，ともに**移流拡散方程式**（advection-diffusion equation）と呼ばれる式を用いて記述できる．拡散現象と移流（物質の場合：熱の場合は対流）現象の概略を図6.2に示す．拡散現象では，はじめに $x = 0$ の位置にあった濃度の高い領域は徐々に広がっていき，濃度のピークも時間とともに下がっていく．一方，x の正の方向に流れがある移流現象では，はじめに $x = 0$ の位置にあった濃度の高い領域は x の正の方向に移動し，濃度のピークが時間とともに下がっていくことはない．

6.1.1 熱輸送

熱はエネルギーの一形態であり，**熱伝導**（conduction），**対流**（convection）（移流），**熱放射**（radiation）によって輸送される．熱伝導は，固体中や静止した流体中において，温度が高い方から低い方へ伝わる現象であり，エネルギーの拡散現象の一形態である．身近な例では，冷たい石のベンチに腰かけた際に，お尻から熱が奪われる現象がある．対流は流体の流れによって熱が輸送される現象である．身近な例では，風が吹いて体温が奪われる現象がある．熱放射は電磁波によって熱が輸送される現象である．身近な例では，晴れた日に太陽の日差しを浴びて体が温まる現象がある．生体内の熱輸送を考える上で，熱放射はそれほど重要でない場合が多いため，本節では熱伝導と対流についてのみを解説する．

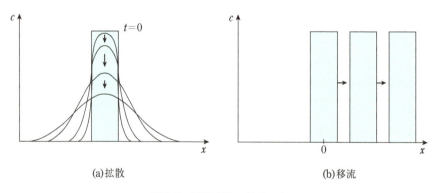

図6.2 拡散現象と移流現象

熱伝導によって熱が輸送される過程は，以下の**フーリエの法則**(Fourier's law)によって記述される．

$$q_\mathrm{t} = -\lambda \frac{\partial T}{\partial x} \tag{6.1}$$

q_t [W/m^2] は**熱流束**(heat flux)と呼ばれる単位時間に単位面積を通過する熱量である．λ [W/(m·K)] は**熱伝導率**(heat conductivity)と呼ばれる熱の伝えやすさを表す物性値である．T [K] は温度，x [m] は熱の伝わる方向への距離である．この式から，温度勾配が高いほど，また熱伝導率が大きいほど熱流束が大きくなり，多くの熱が輸送されることがわかる．

対流によって熱が輸送される過程は，流れの様相によって分類される．強制対流熱伝達と呼ばれる過程では，物体周りに強制的な流れが存在し，流体の温度が物体の温度と異なるために熱の授受が生じる．例えば，冷たい手先の組織に暖かい血液が流れ，組織を暖める現象がある．これに対し，自然対流熱伝達と呼ばれる過程では，物体の温度が周囲流体の温度と異なる場合に自然対流が生じ，自発的な流れによって熱の授受が生じる．対流によって流体から物体へと流れる熱流束は，一般的に次のように表される．

$$q_\mathrm{t} = \kappa_\mathrm{t}(T_\mathrm{f} - T_\mathrm{w}) \tag{6.2}$$

κ_t [W/(K·m^2)] は**熱伝達係数**(heat transfer coefficient)であり，熱の伝わりやすさを表す係数である．熱伝達係数は物性値ではなく，流れの様相によって変化する．T_f と T_w はそれぞれ流れている流体の温度と物体表面の温度を表す．

6.1.2 物質輸送

液体中の化学物質などの微粒子は，拡散と対流(移流)によって輸送される．拡散とは，粒子のブラウン運動によって，濃度の高い領域から低い領域に物質が広がっていく現象である．例えば，水の入ったコップの中に飴玉を入れて数時間おくと，飴の周囲に飴の色がうっすらと広がっている現象はこれにあたる．対流は，熱輸送と同じく流体の流れによって物質が輸送される現象である．身近な例としては，煙突から出た煙が風にあおられて横向きに流れていく現象があげられる．

物質の濃度は，いろいろな単位で表記できる．単位体積あたりの物質の質量(質量濃度)の単位は [kg/m^3]，単位体積あたりの物質量(モル濃度)の単位は [mol/m^3]，単位体積あたりの物質数(数密度)の単位は [1/m^3]，単位体積あたりの物質の体積(体積比)は無次元である．

拡散によって物質が輸送される過程は，以下の**フィックの法則**(Fick's law)で記述される．

$$q_c = -D\frac{\partial c}{\partial x} \tag{6.3}$$

c は濃度，q_c は物質流束（mass flux）である．それぞれの単位にはいろいろなものを用いることができ，c が質量濃度 [kg/m^3] の場合には，q_c の単位は [kg/(s·m^2)] となる．D [m^2/s] は物質の拡散しやすさを表す**拡散係数**（diffusion coefficient）であり，x [m] は物質の拡散する方向への距離である．この式から，濃度勾配が大きいほど，また拡散係数が大きいほど物質流速が大きく，多くの物質が輸送されることがわかる．

　式(6.3)と式(6.1)を比べると，非常に似ていることに気づくだろう．熱伝導は熱エネルギーの拡散現象であり，物質拡散現象と同様，流束は勾配に比例する．そのため，フィックの法則はフーリエの法則と相似の式となる．さらに議論を発展させると，第5章で説明したニュートンの粘性法則にも相似の関係が見て取れる．実は，せん断応力は運動量流束とも言い換えられるものであり，ニュートンの粘性法則は運動量流束が速度勾配に比例することを示している．よって，熱拡散，物質拡散と同様に，ニュートンの粘性法則は粘性による運動量の拡散を記述していると見ることもできる．

　実際に物質がどのように拡散していくかを予測するには，拡散係数 D の値を知る必要がある．しかし，拡散係数の値を書籍やインターネット上で探してみると，熱伝導率に比べてはるかに情報が少ないことに気づくだろう．熱伝導率はある物質の中でどれくらい熱が伝わるかを表すものであり，物質が何であるかの情報があればよい．一方，物質拡散係数の場合には，ある物質が他の物質の中でどれくらい広がるかを表すものであるため，拡散していく物質の情報と，周囲流体の情報の両方が必要となる．例えば酸素分子の拡散係数を調べる場合に，水の中を拡散するのか，油の中を拡散するのか，また，気体の窒素の中を拡散するのかによって，拡散係数は異なることになる．つまり2つの物質の組み合わせを指定する必要があり，その組み合わせは無数に存在してしまうのである．そのため，現在でもごく限られた組み合わせのデータの蓄積しかない．

　では，所望の拡散係数が見当たらない場合には，どう対処したらいいだろうか．液体中の拡散係数のおよその値がわかればよいという場合は，次の**ストークス・アインシュタインの式**（Stokes-Einstein equation）が便利であろう．

$$D_{AB} = \frac{kT}{6\pi\mu_B a_A} \tag{6.4}$$

D_{AB} [m^2/s] は粒子 A が流体 B 中を広がっていく際の拡散係数，μ_B [Pa·s] は流体 B の粘性係数，a_A [m] は粒子 A の半径である．また，$k(= 1.381 \times 10^{-23}$ J/K$)$はボルツマン定数，T [K] は温度である．この式は，温度が高いほど拡散しやすく，粘性係数や粒子サイズが大きいほど拡散しにくいことを示している．粒子サイズが分子レベル

まで小さくなっても，式(6.4)がある程度有効であることは過去の実験から示されている．また，細長い高分子などの場合には，長い鎖が糸まり状になった場合のおよその大きさ(慣性半径)を用いるとよい．

対流によって流体から物体に物質が輸送される現象は，熱輸送の場合(式(6.2))に類似した形式で次式のように表す．

$$q_c = \kappa_c (c_\mathrm{f} - c_\mathrm{w}) \tag{6.5}$$

κ_c [m/s] は**物質移動係数**(mass transfer coefficient)であり，物質の移動しやすさを表す．物質移動係数は物性値ではなく，流れの様相によって変化する．c_f と c_w はそれぞれ流れている流体の濃度と物体表面での濃度を表す．

6.1.3 移流拡散方程式

熱はエネルギーの一形態であり，何もないところから生まれたり消えたりしない保存量である．熱が熱伝導と対流によって輸送されるとし，流体の粘性摩擦による発熱を無視すると，熱エネルギーの保存則は以下のように表すことができる．

$$\begin{aligned}&\text{検査体積内の熱の蓄積量} = \\ &\quad \text{移流による検査体積への熱の流入量} - \text{流出量} \\ &\quad + \text{拡散による検査体積への熱の流入量} - \text{流出量}\end{aligned} \tag{6.6}$$

実際にはこの概念を数式で表す必要があるが，実際の式の形およびその式の導出は伝熱学の専門書に譲ることとする．この式のように，移流と拡散によって物理量がどう変化するかを記述する式を移流拡散方程式という．

物質の質量も保存量であり，熱エネルギーと同様に保存則が成り立つ．物質が拡散と対流によって輸送されるとすると，質量保存則は以下のように表すことができる．

$$\begin{aligned}&\text{検査体積内の物質の蓄積量} = \\ &\quad \text{移流による検査体積への物質の流入量} - \text{流出量} \\ &\quad + \text{拡散による検査体積への物質の流入量} - \text{流出量}\end{aligned} \tag{6.7}$$

こちらも詳細な式の導出は輸送現象論の専門書に譲ることとする．

最後に，輸送現象を理解する際に便利な無次元数を紹介する．熱や物質は移流と拡散で輸送されるが，その2つの比を表す無次元数は**ペクレ数**(**Pe数**，Peclet number)と呼ばれており，次式で定義される．

$$\mathrm{Pe} = \frac{移流による輸送}{拡散による輸送} = \frac{UL}{\alpha} \tag{6.8}$$

ここで，U は流れの速度，L は代表長さである．熱輸送の場合には，α に $\lambda/\rho C_p$ を代入する（C_p は定圧比熱 [J/(kg·K)]）．物質輸送の場合には，α に D を代入する．Pe 数が 1 より十分高いときには，熱や物質は主に移流によって運ばれる．Pe 数が 1 より十分低いときには，熱や物質は主に拡散によって運ばれる．

例題 6.1

室温の水中にある 100 nm の球形トレーサー粒子の拡散係数を求めよ．

解

式 (6.4) の温度に $T = 293$ K を，粘性係数に $\mu_B = 0.001$ Pa·s を，半径に $a_A = 50$ nm を代入すると，拡散係数は $D_{AB} = 3.3 \times 10^{-12}$ m²/s 程度と見積もられる．

6.2　人体内の熱輸送

人体はなぜ体温を一定に保つ必要があるのだろうか．化学反応速度に及ぼす温度の影響を表す式として，以下の**アレニウスの式**（Arrhenius equation）が知られている．

$$\beta = b \exp\left(-\frac{E_a}{RT}\right) \tag{6.9}$$

ここで，β は反応速度定数，b は頻度因子であり，2つの単位は同じで例えば [1/s] などである．E_a は 1 モルあたりの活性化エネルギー [J/mol]，R（$= 8.314$ J/(mol·K)）は気体定数，T [K] は絶対温度である．この式では，ネイピア数の指数の分母に温度 T が入っている．代謝に関わる化学反応の活性化エネルギーを想定し，37 ℃ の体温から ±1 ℃ 変化したとすると，速度定数は約 10% 変化する．±3 ℃ 変化したとすると，速度定数は約 30% も変化する．このように，温度変化は代謝反応の速度に著しい影響を及ぼすため，人体では体温を一定に保つ必要があるのである．

6.2.1　人体のエネルギー収支

6.1.3 節でも述べたが，熱はエネルギーの一形態である．エネルギーは何もないところから生まれたりしないため，保存則が成り立つ．人体のエネルギー収支の概略は図 6.3 に示すとおりであり，**熱エネルギー**（thermal energy）と**化学エネルギー**（chemical energy）を合わせて次式のように表せる．

単位時間あたりに人体に蓄積する熱・化学エネルギー ＝
　　単位時間あたりに食物から吸収する化学エネルギー
　　− 単位時間あたりに外界へ排泄する化学エネルギー　　　　　　(6.10)
　　− 単位時間あたりに外界へ放熱する熱量
　　− 外界にする仕事

左辺の蓄積するエネルギーのうち，熱エネルギーは体温を上昇させるものである．蓄積する化学エネルギーとは，体を構成する物質として，あるいは脂肪として蓄えられるエネルギーである．右辺第4項の仕事（work）は熱力学的仕事のことであり，力 × 変位で定義される．もし食物から過剰のエネルギーを摂取し，外界に排泄せず，かつ外界へ仕事もしない場合には，多くのエネルギーが体に蓄積することになる．体温の上昇に用いられるエネルギーは限られていることから，こうした場合は化学エネルギー（脂肪など）として蓄積されることになる．また，右辺第1項の食物から吸収する化学エネルギーの一部はATP（アデノシン三リン酸）に変換された後，分解されて，最終的に熱エネルギーへと変換される．この過程はエネルギー代謝と呼ばれる．エネルギー代謝ではエネルギーの形態が変化するものの，放熱するまで外界とのエネルギーのやりとりはない．そのため，式(6.10)中には陽に表れない．

基礎代謝量（basal metabolism）は，人体が生命を維持するために必要な代謝量である．基礎代謝には食物から吸収した化学エネルギーを蓄積もしくは排泄したり，外界へ放熱したりする過程などが含まれる．エネルギーの基本単位はJ（ジュール）であるが，代謝量はkcalの単位で表記することが多い．1 calは1 gの水を14.5 ℃から15.5

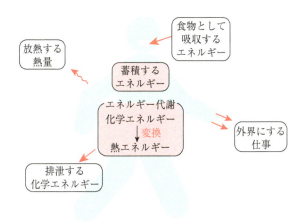

図6.3　人体のエネルギー収支

℃に上昇させるエネルギーに相当し，Jとの間に1 J＝0.239 cal＝0.000239 kcalの関係がある．体重1 kgあたりの年齢別基礎代謝量を表6.1に示す．この表から，加齢とともに基礎代謝量が下がっていくことがわかる．恒温動物の基礎代謝量は，体表面積にほぼ比例することが知られており，この関係を**ルーブナーの体表面積の法則**（Rubner's surface law）という．体表面積は体長の2乗で増加するが，体重は体長の3乗に比例して増加する．そのため，体長が大きくなるほど単位質量あたりの基礎代謝量は減少することになる．表6.1において，身長が伸びる18歳頃まで基礎代謝量が大きく減少する傾向は，ルーブナーの体表面積の法則にある程度従っている．

　臓器別のエネルギー代謝量を表6.2に示す．この表から，脳と肝臓の代謝量が高いことがわかる．頭を使って勉強しても，脳の血流量はさほど増えないそうなので，勉強するとお腹がすくという話は眉唾物である．また，単位質量あたりの代謝量を見ると，心臓と腎臓が高いことがわかる．心臓は心筋と呼ばれる厚い筋肉で構成され，血液を循環させるために常に拍動運動を繰り返している．強い運動を持続的に行うために常にエネルギーを必要としており，基礎代謝量は必然的に高くなる．腎臓は体液の恒常性を維持するために，尿をつくって排泄する器官である．腎臓にはネフロンという小さな構造が100万個程度あり，そこに心臓から拍出された血液の20〜25%が流れ込む．流入した血液は糸球体で濾過され，1日で180 Lもの濾液が生成される．濾液の

表6.1　年齢別基礎代謝量（単位はkcal/(kg・day)）

［厚生労働省，2005年資料より作表］

年齢区分	男性	女性
1〜2歳	61.0	59.7
3〜5歳	54.8	52.2
6〜7歳	44.3	41.9
8〜9歳	40.8	38.3
10〜11歳	37.4	34.8
12〜14歳	31.0	29.6
15〜17歳	27.0	25.3
18〜29歳	24.0	23.6
30〜49歳	22.3	21.7
50〜69歳	21.5	20.7
70歳以上	21.5	20.7

表6.2 臓器別のエネルギー代謝量

[D. Gallagher *et al.*, *Amer. J. Physiol. Endocrinol. Metabolism*, **275**, E249−E258 (1998)]

臓器・組織	重量 [kg]	エネルギー代謝量		比率 [%]
		[kcal/(kg·day)]	[kcal/day]	
全身	70.0	24	1700	100
骨格筋	28.0	13	370	22
脂肪組織	15.0	4.5	70	4
肝臓	1.8	200	360	21
脳	1.4	240	340	20
心臓	0.33	440	145	9
腎臓	0.31	440	137	8
その他	23.2	277	16	18

体重70 kg，体脂肪率20%の男性を想定

99% 以上は尿細管細胞によって再吸収され，残った1% 以下から最終的に1日あたり1 L 程度の尿が生成される．この際の物質能動輸送で多くのATPが消費されるため，単位質量あたりの腎臓の代謝量は高くなる．運動時には，骨格筋と心臓の代謝量が一時的に増加する．一方，消化器系や泌尿器系の代謝量は一時的に減少することになり，骨格筋を除いた内臓器官全体の総代謝は運動の有無で大きく変化しない．

コーヒーブレイク　人間を電球に例えると何ワット？

　体重70 kg の成人の1日あたりの基礎代謝は，表6.1よりおよそ1700 kcalである．1 J = 0.239 cal の関係式を用いると，1700 kcal ≒ 7100 kJ と換算できる．このエネルギーは1日あたりのものであるから，1秒あたり(1日 = 24 × 60 × 60秒)にすると約82 J/s，つまり約82ワットと換算できる．ワットという単位は，電球をはじめとする電化製品によく用いられ，消費電力や仕事率を表す．つまりエネルギーの観点からは，人間は80ワットの電球とほぼ同じということである．私は80ワット以上の仕事をしているのだろうか，ふとそんなことを思ってしまう．

6.2.2 体温と熱輸送

人体には，図6.4に示すように**中核温度**（core temperature）と**外殻温度**（surface temperature）が存在し，中核温度は周囲の温度環境によらず一定に保たれている．これは，温度の影響を強く受けて内臓の代謝反応速度が変化するのを防ぐためである．臨床現場においては，直腸内，口腔内，腋窩（腋の下）の温度などが計測されるが，それぞれの温度は微妙に異なり，直腸温が最も高く 37.2 ℃，口腔温は 36.8 ℃，腋窩温は 36.4 ℃ 程度である．体温は1日の中でも変化し，睡眠時に低かった体温は朝食後に上昇し，夕方頃に最高となる．

体内の熱エネルギーは，主に熱伝導と対流によって輸送される．熱の伝わりやすさは式(6.1)中の熱伝導率で表される．主な生体組織の熱伝導率を表6.3に示す．この表から，各組織の熱伝導率は水と近い値であることがわかる．これは，成人の体の60〜65%は水であり，その2/3程度が各組織の細胞内に存在しているためである．多くの組織の熱伝導率が水よりも少し低い理由は，脂質二重膜など細胞を構成する物質の熱伝導率が水より低いためである．表6.3には単位質量あたりの熱容量も併記してある．熱容量とは，ある物体の温度を1℃上昇させるのに必要な熱量である．各組織の熱容量も水に比較的近い値となっている．

熱エネルギーは，血液循環器系の血流(対流)によっても全身へと運ばれる．血液の温度に比べ，周囲組織の温度が低い場合を考えてみよう．Pe数が高く対流の効果が強い血管では，血液の温度低下は血管壁のごく近傍に限られ，血管内の主流部分の温度は中核温度に保たれる．一方，Pe数が低く熱拡散の効果が強い血管では，壁面近傍の温度低下が主流部分にも伝播し，血管内の血液の温度は周囲組織の温度と等しくなる．

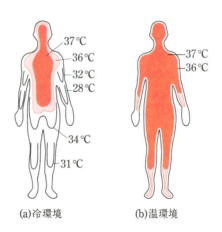

図6.4 中核温度と外殻温度

表6.3　各組織の熱物性値
[J. Werner and M. Buse, *J. Appl. Physiol.*, **65**, 1110−1118 (1988)から抜粋]

組織	熱伝導率 [W/(m·K)]	単位質量あたりの熱容量 [kJ/(kg·K)]
皮膚	0.47	3.7
筋肉	0.51	3.8
心臓	0.47	3.6
肝臓	0.48	3.7
肺	0.28	3.5
腎臓	0.48	3.6
胃	0.51	3.6
脂肪	0.21	2.3
骨	0.75	1.7
脳	0.49	3.9
眼球	0.87	3.2
水	0.59	4.2

このように熱輸送の違いは Pe 数の大小によって定性的に議論できる．各血管の Pe 数を求めるには，式(6.8)を以下のように変形すると便利である．

$$\mathrm{Pe} = \frac{\rho C_p UL}{\lambda} = \frac{\rho UL}{\mu} \cdot \frac{\mu C_p}{\lambda} = \mathrm{Re} \cdot \mathrm{Pr} \tag{6.11}$$

ここで，C_p は 定圧比熱 [J/(kg·K)] である．Pr は**プラントル数**（Prandtl number）と呼ばれ，運動量の拡散時間と熱エネルギーの拡散時間の比を表す．Pe 数は Re 数(式(5.4))と Pr 数の積となり，2つの値がわかれば算出できる．Pr 数は流体の熱伝導率，粘性係数，定圧比熱から算出でき，流れの情報は含んでいない．血液の熱伝導率を0.47 W/(m·K)，粘性係数を4.5×10^{-3} Pa·s，定圧比熱を3.9×10^3 J/(kg·K)とすると，Pr 数は約37と見積もられる．よって，表5.1に示した各血管内の Pe 数を求めたい場合には，Re 数の値に37を掛ければよいことになる．上行大動脈の最大 Pe 数は10万を超え，熱エネルギーは主に対流によって輸送される．一方，毛細血管の Pe 数は0.1程度であり，熱エネルギーは主に拡散によって輸送される．強い熱拡散効果により，微小循環内の血液の温度は末梢組織の温度とほぼ等しくなる．冷環境においては，血液のもつ熱エネルギーが末梢組織から微小循環内へと急速に拡散してしまうことを防ぐため，真の毛細血管の起始部にある毛細血管前括約筋を収縮させ，毛細血管への血

液流入量を能動的に減少させている．

　人体から外界へ放熱する機構には，熱伝導，対流，放射のほかに，水分の蒸発（evaporation）にともなう熱伝導もある．特に，外気温が体温に近い状況では熱伝導や対流による放熱は見込めず，蒸発による放熱が重要となる．1 mL の水が 37 ℃ の環境下で蒸発すると，約 0.58 kcal の熱が奪われる．暑い日には 7 L もの汗が分泌されることもあり，この 1 割が体表で蒸発したとすると，400 kcal 程度の熱が奪われる計算になる．蒸発をともなう放熱は呼吸によっても生じている．第 5 章で述べたように吸気が鼻腔，咽頭，喉頭，気管，気管支，肺胞へと流れる間に，空気の温度は体温に近くなり，湿度も 100% 近くにまで上昇する．湿度の上昇は体内の水分蒸発によって引き起こされ，その際に体から蒸発熱が奪われる．温度と湿度が上昇した空気は呼気として排気され，呼気のもつ熱エネルギーは外界へと放熱される．呼吸による放熱効果は，1 日あたりおよそ 500 kcal である．

例題 6.2

　ある風速における体表の平均熱伝達係数を $\kappa_t = 3$ W/(K·m^2)，体表面積を 1.7 m^2，気温を 15 ℃ とするとき，単位時間あたりに人体から奪われる熱エネルギー Q_t を求めよ．

解

　Q_t を求めるには式(6.2)の熱流束に表面積を掛ければよい．体表温度を 36 ℃ とすれば，次式となる．
$$Q_t = A q_t = A \kappa_t (T_f - T_w) = 1.7 \times 3 \times (15 - 36) = -107 \text{ W}$$

6.3　人体内の物質輸送

　人体内の物質輸送は，呼吸や食物の消化吸収などで主要な役割を果たしていることは先にも述べたが，動脈硬化症に代表される血管病変との密接な関係も指摘されている．例えばアテローム性動脈硬化症は，低比重リポタンパク質（LDL）が血管内膜下に蓄積することで進行する病気で，血管壁が肥厚して内腔面積が小さくなるために血液の流れが阻害される．LDL などの物質が血液中をどのように流れ，血管壁に吸収されるのかを理解することは，病理学の観点からも重要である．本節では，血液循環器系と呼吸器系の物質輸送の概略を解説する．

6.3.1 血液循環器系の物質輸送

血流中の物質輸送を議論する際にも，熱輸送で用いた Pe 数が有用である．物質輸送における Pe 数は次式で定義される．

$$\mathrm{Pe} = \frac{UL}{D} = \frac{\rho UL}{\mu} \cdot \frac{\mu}{D\rho} = \mathrm{Re} \cdot \mathrm{Sc} \tag{6.12}$$

ここで，Sc は**シュミット数**(Schmidt number)と呼ばれ，運動量の拡散時間と物質拡散の時間の比を表す．例えば，37 ℃における水中の酸素の拡散係数は約 3.2×10^{-9} m^2/s であるから，Sc 数は水の密度と粘性係数を用いて約 220 と算出できる．二酸化炭素や窒素など，低分子量の物質の拡散係数は酸素と近い値であるため，Sc 数も近い値となる．一方，低比重リポタンパク質(LDL)などの大きな分子では，Sc 数は 10^5 程度にまで高い値となる．各血管内の Pe 数を求めたい場合には，表 5.1 に示した Re 数の値にこれらの Sc 数の値を掛ければよい．上行大動脈における酸素輸送の Pe 数は最大で 100 万にもなり，血中の酸素は主に対流によって輸送される．血管はその導管としての役割を果たす．一方，毛細血管の Pe 数は 0.2 程度であり，酸素は主に拡散によって輸送される．

図 6.5 に示すように，血流によって運ばれた物質は血管壁表面を覆っている内皮細胞に取り込まれるが，その過程は境界条件に従って物質によって異なる経路を辿る．本節では，①**透過条件**(permeable interface)と②**壁内反応条件**(wall consumption)の2つの境界条件[1]を取り上げることとする．

①透過条件

アルブミンや LDL などの物質は，内皮細胞表面での酵素反応などを経ずに膜を透過

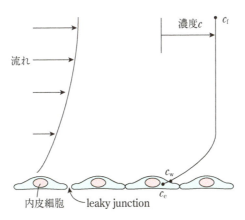

図 6.5　血管壁への物質輸送の模式図

するため，物質流束を次式で表すことができる．

$$q_c = \phi_c(c_\mathrm{w} - c_\mathrm{e}) \tag{6.13}$$

ここで，ϕ_c [m/s] は透過係数であり，式(6.5)の物質移動係数 κ_c と同じ次元をもつ．式(6.5)では主流の濃度と管壁面の濃度を用いたが，上式は細胞膜を透過する物質流束を表すため，細胞膜の外側の濃度 c_w と内側の濃度 c_e を用いている．定常状態においては，細胞膜を透過する物質流束は主流から供給される物質流束(式(6.5))と等しくなければならない．よって次式が成り立つ．

$$\kappa_c(c_\mathrm{f} - c_\mathrm{w}) = \phi_c(c_\mathrm{w} - c_\mathrm{e}) \approx \phi_c c_\mathrm{w} \tag{6.14}$$

最後の $q_c c_\mathrm{w}$ は $c_\mathrm{w} \gg c_\mathrm{e}$ の場合に成り立つ近似式であるが，多くの物質には有効な近似である．この式を変形すると，壁面と主流の濃度の比は次式で与えられる．

$$\frac{c_\mathrm{w}}{c_\mathrm{f}} = \frac{1}{1 + \dfrac{\phi_c}{\kappa_c}} = \frac{1}{1 + \dfrac{\mathrm{Da}}{\mathrm{Sh}}} \tag{6.15}$$

ここで，Da はダムケラー数(Damköhler number)であり，代表長さ L と拡散係数 D を用いて Da $= \phi_c L/D$ で定義される．Da 数は透過と拡散の比を表しており，Da 数が高いと速い速度で物質が膜を透過するため，膜近傍の濃度は低くなる．Sh はシャーウッド数(Sherwood number)であり，Sh $= \kappa_c L/D$ で定義される．Sh 数は対流と拡散の比を表しており，Sh 数が高いと管壁面への物質輸送に流れの影響が強く現れる．式(6.15)中の Da/Sh は透過と対流の比を表しており，この値が1より十分に高いと透過に対して対流による物質輸送が制約となる．つまり，膜の透過に流れの影響が強く現れる．一方，Da/Sh が1より十分に低い場合には，対流に対して透過による物質輸送が制約となる．つまり，流束が透過係数で決まることになるため流れの影響は無視できる．

　LDL の Da 数は 0.02～1 程度，アルブミンの Da 数は 0.027～0.1 程度である．大動脈においては，LDL の Sh 数は 110 程度，アルブミンの Sh 数は 80 程度となる．よって，いずれにおいても Da < Sh となり，LDL やアルブミンが大動脈の内皮細胞を透過するのに，主流の流れはほとんど影響を及ぼさないことになる．実際には細胞と細胞の間に小さな隙間があり，血管内壁が内皮細胞で隙間なく埋め尽くされているわけではないため，必ずしも Da < Sh となるとは限らない．内皮細胞間の隙間には 20 nm 程度空いている場所もあり，こうした狭い隙間を分子は通り抜けることができる．また，ゆるい結合(leaky junction)と呼ばれる広めの隙間(30～1000 nm)も存在することが知られており，これらが見かけの Da 数を大幅に上昇させる．強い流れを印加することで，血管壁でのアルブミンの透過性が上がるという報告もある．流れによるこうした影響は，内皮細胞間の隙間から物質が透過していることを示唆している．

②壁内反応条件

　細胞膜は脂質二重層でできており，膜内部は疎水性であるため，イオンや親水性（極性）分子は膜を透過できない．一方，酸素や二酸化炭素などの疎水性（非極性）分子は，脂質二重層に溶け込んで膜を容易に透過できる．酸素のように膜の透過速度が十分に大きい分子の場合，その輸送量は透過速度ではなく，血管壁内部での物質消費量によって規定される．単位体積，単位時間あたりの組織の物質消費量を Q，組織の厚み（奥行）を H とすると，供給される物質量と消費される物質量のつり合いから次式を導出できる．

$$\kappa_c(c_\mathrm{f} - c_\mathrm{w}) = QH \tag{6.16}$$

この式を変形すると

$$\frac{c_\mathrm{w}}{c_\mathrm{f}} = 1 - \frac{QH}{c_\mathrm{f}\kappa_c} = 1 - \frac{QHL}{c_\mathrm{f}D}\frac{D}{\kappa_c L} = 1 - \frac{\mathrm{Da}}{\mathrm{Sh}} \tag{6.17}$$

となり，ここでは Da 数を $\mathrm{Da} = QHL/(c_\mathrm{f}D)$ と表している．壁面濃度 c_w は $0 \leq c_\mathrm{w} \leq c_\mathrm{f}$ の条件を満たすため，この境界条件では Da 数は $0 \leq \mathrm{Da} \leq \mathrm{Sh}$ の範囲で変化する．酸素の Da 数は 11～49 程度，ATP の Da 数は 18 程度である．酸素の Da 数は Sh 数に近い値であり，管壁内での消費量が十分大きいため，そこに物質を供給できるかどうかは主流の流れにより支配されることになる．流れのはく離点のように局所的に Sh 数が低下する部位では，他の部位に比べ特に酸素の供給が滞り，これが血管病変を引き起こす一因となることは否定できない．

コーヒーブレイク　塗り薬の条件

　塗り薬や湿布などの経皮薬は，皮膚を通して吸収される．経皮吸収の利点は，薬剤を患部に局所的に投与できる点や，直接微小循環に投与できる点にある．一方，錠剤などの経口薬の場合には，小腸で吸収された後に肝臓で代謝されるため，全身に届けられる量は少なくなってしまう．

　では，どんな薬剤が経皮薬に適しているのであろうか．我々の皮膚において，物質吸収のバリアの役目を果たしているのは角質層である．角質層は，皮膚表面の厚み 20 μm 程度の層であり，活動を停止した細胞が 20 層ほど重なり合って構成されている．この層は脂質が多いため，親油性が高い薬剤しか通過できない．また，分子量がある程度低い薬剤でないといけない．一方，角質層より下層は水分が多いため，親水性が高い薬剤の方が拡散できる．実際の経皮薬は，適切な親油性と親水性をもち，かつ分子量が小さいものが多い．

6.3.2 呼吸器系の物質輸送

気道は空気の通り道であり，鼻腔から喉頭までの上気道と，気管から肺胞までの下気道からなる．酸素を供給し，二酸化炭素を排出するため，これらの気体分子を効率よく輸送する必要がある．酸素分子や二酸化炭素分子の輸送は対流と拡散によって行われる．気体中の酸素や二酸化炭素の拡散係数は 2×10^{-5} m^2/s 程度であるから，式 (6.12) の Sc 数は 0.8 程度となる．下気道の各世代における Pe 数を求める場合には，表 5.1 に示した Re 数の値にこの Sc 数の値を掛ければよい．気道の第 1 世代では Pe 数は 10^3 のオーダであり，酸素や二酸化炭素の輸送は主に対流によって行われる．一方，第 20 世代になると Pe 数は 0.07 程度にまで低くなり，酸素や二酸化炭素は主に拡散によって輸送される．

上記の Pe 数を用いた議論は，物質や熱の輸送における流れの重要性を理解する際に有用である．しかしながら，気管の各部位にどれだけの酸素や二酸化炭素が輸送されるのかを定量的に求める際には，流れと拡散の相関関係について理解を深める必要がある．ここでは簡単な例として，図 6.6 に示すような流れのある円管内において，物

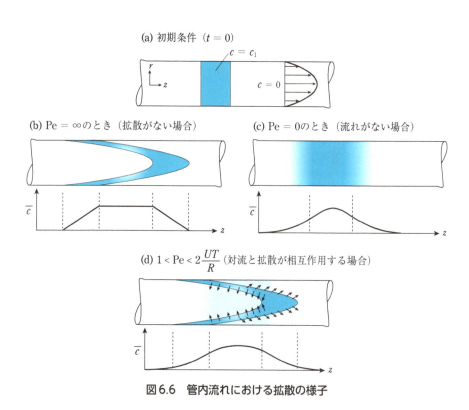

図 6.6 管内流れにおける拡散の様子

質がどのように広がっていくかを解説する.

　まず極端な例として，拡散しない極限($Pe = \infty$)を考えてみる．時刻 $t = 0$ において，円管内のある部分にある濃度 c_1 の領域について考える．円管内に放物形の速度分布が発達し，定常状態となっているとすると，この流れによって物質は運ばれて図6.6(b)のような放物形の濃度分布へと変化する．このとき，管の断面平均の濃度 $\bar{c}$ は台形の濃度分布となる．もう1つの極限として，流れのない場合($Pe = 0$)を考えてみる．物質輸送における対流の効果は無視できるから，物質は初期位置を中心として管路の前後に対称に拡散していく(図6.6(c))．十分に時間が経過すると，濃度分布はガウス分布となる．下気道のうち，気管から第10世代程度までは，Pe数が高く拡散する時間が不十分なため，$Pe = \infty$ の極限に近い状況で酸素や二酸化炭素は輸送されている．一方，第15世代より末端側の気道では，Pe数が低く拡散する時間も十分にあるため，$Pe = 0$ の極限に近い状況で輸送されている．

　Pe数が高く，かつ拡散する時間も十分にある場合には(第10～15世代程度の気道に相当)，対流と拡散が相互作用し図6.6(d)に示すような濃度分布となる．拡散する時間という表現は曖昧なため，以下では次元解析を用いて解説する．拡散係数は m^2/s の次元をもち，半径 R の距離を時間 T_1 で拡散したとすると，拡散係数 D は $D = R^2/T_1$ と見積もられる．これを変形すると，半径方向の拡散に要する時間は $T_1 = R^2/D$ となる．一方，管路の断面平均速度を U とすると，時間 T_2 の間に移動する距離 L は $L = UT_2$ と表すことができる．拡散する時間が十分にある場合，すなわち $T_2 > T_1$ の場合には，それぞれを代入して

$$T_2 = \frac{L}{U} > T_1 = \frac{R^2}{D} \Rightarrow \frac{L}{R} > \frac{RU}{D} = \frac{1}{2}Pe \tag{6.18}$$

の関係式を導くことができる．Pe数が1より高く，かつ式(6.18)の条件を満たす管路長さの場合には，対流と拡散の相互作用を無視できなくなる．このとき，管内の断面平均濃度の拡散を記述する有効拡散係数 D_{eff} は，分子拡散係数 D より大きな値となる．円管内の流れに対する D_{eff} はTaylorによって以下のように導出されている[2]．

$$D_{eff} = D + \frac{R^2 U^2}{48D} = D\left(1 + \frac{1}{192}Pe^2\right) \tag{6.19}$$

こうした拡散は**テイラー拡散**(Taylor diffusion)と呼ばれている．分子拡散係数 D に付加される項を見ると，D が分母にあることがわかる．直観に反するかもしれないが，このことは拡散係数が高くなるほど付加的な拡散は抑えられることを意味している．テイラー拡散では，図6.5(b)のように対流によって物質が管軸方向に運ばれ，その後半径方向に拡散する必要があるため，D は小さい方がいいのである．最終的には，付加的な拡散項はPe数の2乗に比例して増加する．テイラー拡散は気道内の物質輸送に

重要な役割を果たしているだけでなく，流れをともなう血液循環器系や消化器系の物質輸送でも重要な役割を果たしている．

例題6.3

100 mg/cm^3 の濃度の薬剤を面積 50 cm^2 の皮膚に塗った．物質移動係数が 10^{-7} cm/s であるとき，10分間に皮膚に吸収される薬剤量を求めよ．

解

式(6.5)より，物質流束は $q_c = \kappa_c (c_f - c_w) = 10^{-7} \times 100 = 10^{-5}$ mg/(cm^2·s) となる．面積 50 cm^2 と時間 600 s を掛けると，吸収される薬剤量は $10^{-5} \times 50 \times 600 = 0.3$ mg となる．

[参考文献]

1) J. M. Tarbell, Mass transport in arteries and the localization of atherosclerosis, *Annu. Rev. Biomed. Eng.*, **5**, 79–118 (2003)
2) G. I. Taylor, Dispersion of soluble matter in solvent flowing slowly through a tube, *Proc. Royal Soc. London A*, **219**, 186–203 (1953)
3) R. B. Bird, W. E. Stewart, and E. N. Lightfoot（著），*Transport Phenomena*, John Wiley & Sons, New York (1960)
4) 日本機械学会（編），生体力学（バイオメカニクスシリーズ），オーム社 (1991)
5) A. ファラー，M. シュンケ（著），石川春律，外﨑 昭（訳），わかりやすい解剖生理，文光堂 (2001)

【演習問題】

1. フーリエの法則（式(6.1)）とフィックの法則（式(6.3)）の右辺に，マイナスが付いている理由を述べよ．

2. 成人の心臓の仕事率を求めよ．

3. 物質輸送における Pe 数は，移流による物質輸送と拡散による物質輸送の比を表す．それぞれの値は，どのように見積もられているのか述べよ．

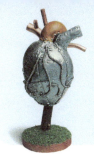

第7章 電気系と機械系のアナロジー

電気等価回路は工学の中でも最も洗練されたモデル化手法の1つであり，生体を工学的に表現し理解する手法としても有用である．ある現象を解明するために，他の事象との類似点に基づいてその法則性などを導入し問題解決していくことを**アナロジー**（analogy：類推）という．工学では，新たな理論が形成される際に，他の理論からの類推が重要な役割を果たすことも多い．ここでは，電気等価回路の手法を機械系や生体系のモデル化へ導入することで，生体現象の理解をさらに深めていく．

> **第7章のポイント**
> ・生体量と機械量の対応について理解しよう．
> ・生体系へ電気等価回路を導入する手法について理解しよう．

7.1 集中定数システムと素子

7.1.1 集中定数システムと分布定数システム

回路，機械部品，自動車やプラントなどの要素，装置やシステム（system：系）には，その状態を表す変数が空間的に分布しておらず，値が位置に依存しないシステムと，温度，濃度，圧力など，システムの状態を表す変数が空間的に分布しており，値が位置によって異なるシステムがある．前者を**集中定数システム**（lumped parameter system），後者を**分布定数システム**（distributed parameter system）という．

電気工学において，例えば通信ケーブルのように線路の長さが電磁波の波長に比較して長い場合には，その全体にわたって電圧や電流が均一であるとはみなせなくなるため，回路定数が線路に沿って分布している分布定数回路を用いることになる．また，機械工学における片持ち梁では，荷重が端点に集中している場合の変位を求めるには，集中定数の力学モデルを用いればよいが，荷重が梁の長手方向に分布して作用しているときの全体の変形状態を求めるには，分布定数の力学モデルを用いることになる．分布定数システムを集中定数システムに置換できれば，数学モデルを偏微分方程式から常微分方程式に移行できることになるので便利であるが，上の例のように分布定数システムを用いなければ設計できない現象もある．

7.1.2　電気回路の素子

図7.1に示すように，電気回路で用いる素子には，抵抗，コイル，コンデンサがある．これらは，供給された電力を消費，蓄積，もしくは放出する素子で，増幅や整流などの能動的な動作を行わないため，受動素子と呼ばれる．

抵抗（resistance）

回路を流れる電流の流れにくさを示す量である．電流が $i(t)$ [A]，抵抗に加わる電圧が $e(t)$ [V] のとき，**オームの法則**（Ohm's law）により抵抗 R [Ω] は次式で表される．

$$e(t) = Ri(t) = R\frac{dQ}{dt} \tag{7.1}$$

抵抗では，電気エネルギーを熱エネルギーとして消費する．抵抗の逆数 $G\,(=1/R)$（単位は [S]（ジーメンス）を用いる）をコンダクタンスといい，電流の流れやすさを表す．Q は電荷 [C]（クーロン）であり，1 [A] の電流で1秒間に運ばれる電荷が 1 [C] である．

なお，SI 単位系において，電圧の量記号には V（もしくは U：交流電圧の実効値）を用いる．しかし，本書では電気系と機械系を同時に取り扱い，速度の量記号として v を用いるので，重複を避けるために電圧の量記号として V ではなく E を用いる．また，電圧が時間的に変化する場合には $v(t)$ ではなく $e(t)$ を用いる．

インダクタンス（inductance）

導線をらせん状に巻いたものをコイルと呼び，その電流 $i(t)$ を変化させると，コイル断面を通過する磁束 $\phi(t)$ [Wb]（ウェーバー）が変化する．電流と磁束は，鎖のように互いに相手をくぐり抜ける．この状態を鎖交という．電気エネルギーを磁気エネルギーとして蓄積する性質をインダクタンスといい，その量記号には L [H]（ヘンリー）を用いる．磁束の時間的変化は，コイルに誘導される起電力の原因となる．

$$e(t) = L\frac{di(t)}{dt} \tag{7.2}$$

$$i(t) = \frac{1}{L}\int e(t)dt \tag{7.3}$$

キャパシタンス（capacitance：静電容量）

2つの導体（電極）を空気または誘電体を挟んで向かい合わせたものをコンデンサと呼び，その電極間に蓄えられる電荷 Q [C] は，電極間の電位差に比例する．電気エネ

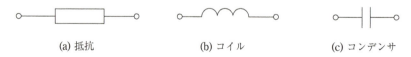

(a) 抵抗　　　　　(b) コイル　　　　　(c) コンデンサ

図7.1　電気系の集中定数システムで用いる素子の記号

表7.1 素子の電圧と電流の関係

素子の量	電圧	電流
抵抗 R	$e(t) = Ri(t)$	$i(t) = \dfrac{e(t)}{R}$
インダクタンス L	$e(t) = L\dfrac{\mathrm{d}i}{\mathrm{d}t}$	$i(t) = \dfrac{1}{L}\int e\,\mathrm{d}t$
キャパシタンス C	$e(t) = \dfrac{1}{c}\int i\,\mathrm{d}t$	$i(t) = C\dfrac{\mathrm{d}e}{\mathrm{d}t}$

ルギーを静電エネルギーとして蓄積する性質をキャパシタンスといい，その量記号には C [F]（ファラド）を用いる．

$$e(t) = \frac{1}{C}\int i(t)\,\mathrm{d}t \tag{7.4}$$

$$i(t) = C\frac{\mathrm{d}e(t)}{\mathrm{d}t} \tag{7.5}$$

1Vの電位差を与えたとき，1Cの電荷を蓄えたならば，そのコンデンサのキャパシタンスは1Fである．

表7.1は，素子の電圧と電流の関係を整理したものである．電圧と電流，およびインダクタンスとキャパシタンスでは，微分，積分の関係が逆になっていることがわかる．このような互いに対になっている2つの対象の関係を，特に双対という．

例題7.1

図7.2に示すRLC直列回路について，電圧方程式を示せ．

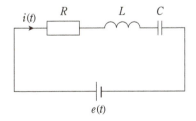

図7.2 RLC直列回路

解

$$e(t) = Ri(t) + L\frac{\mathrm{d}i(t)}{\mathrm{d}t} + \frac{1}{C}\int i(t)\,\mathrm{d}t \quad \text{(答)} \tag{7.6}$$

7.1 集中定数システムと素子

7.2 基本法則の対比

7.2.1 電気工学の基本法則

電気工学で広く用いられている法則として，**キルヒホッフの法則**（Kirchhoff's law）がある．これは，電気回路を流れる電流や電圧を求めるのに用いられるもので，第1法則と第2法則がある．

第1法則：任意の節点に流れ込む電流の総和に関する法則

図7.3(a) に示すように，4本の導線が点Aで接続されている場合，節点Aに流入する電流の符号を正，流出する電流の符号を負と統一すると，電流の総和は0となり，次式で表される．

$$I_1 + I_2 - I_3 - I_4 = 0 \tag{7.7}$$

この法則は，導線の本数によらず，電気回路の任意の節点で成り立ち，次式のように一般化して表すことができる．

$$\sum_{k=1}^{n} I_k = 0 \tag{7.8}$$

ここで，n は節点の数，k は導線の本数を示す．

第2法則：任意の閉回路の電圧の総和に関する法則

電圧源 E に抵抗 R を接続した場合，任意の閉回路において，電圧と電流の向きを同じ方向に統一すると，電圧の総和は0となる．図7.3(b) に示す閉回路①，②では，次式で表される．

閉回路①：
$$E_1 - I_1 R_1 - I_3 R_3 = 0 \tag{7.9}$$

閉回路②：
$$E_2 - I_2 R_2 - I_3 R_3 = 0 \tag{7.10}$$

この法則は，電圧源や素子の数によらず，任意の閉回路について成り立ち，次式のよ

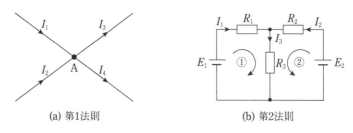

(a) 第1法則　　　　　(b) 第2法則

図7.3　キルヒホッフの法則

うに一般化して表すことができる．

$$\sum_{k=1}^{n} E_k = 0 \tag{7.11}$$

ここで，n は閉回路の数，k は電圧源や素子の数を示す．

例題7.2

図7.4に示す回路網のように，2つの電圧源 E_1, E_2 と，4つの抵抗 R_1 から R_4 が接続されて，閉回路が構成されているとする．また，節点 A における電流 I_1 から I_3 は，図示した方向を正とする．

(1) 節点 A の電流方程式を示せ．
(2) すべての閉回路について，電圧方程式を示せ．
(3) 電流 I_3 を，抵抗と電圧のみを用いて示せ．

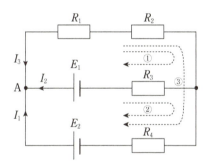

図7.4　直流回路網

解

(1) $I_1 + I_2 + I_3 = 0$　（答）

(2) この直流回路網では，以下に示す3つの閉回路を考えることができる．

閉回路①：$E_1 + I_3 R_1 + I_3 R_2 - I_2 R_3 = 0$
閉回路②：$-E_1 + I_2 R_3 - I_1 R_4 + E_2 = 0$　（答）
閉回路③：$E_2 + I_3 R_1 + I_3 R_2 - I_1 R_4 = 0$

(3) キルヒホッフの第1法則より，次式が求められる．

$$I_1 + I_2 + I_3 = 0$$

閉回路①より，電流 I_2 は次式となる．

$$I_2 = \frac{(R_1 + R_2)I_3 + E_1}{R_3}$$

閉回路③より，電流 I_1 は次式となる．

$$I_1 = \frac{(R_1 + R_2)I_3 + E_2}{R_4}$$

これらを，キルヒホッフの第1法則より求めた電流方程式に代入する．

$$\frac{(R_1 + R_2)I_3 + E_2}{R_4} + \frac{(R_1 + R_2)I_3 + E_1}{R_3} + I_3 = 0$$

よって，電流 I_3 は次式となる．

$$I_3 = \frac{-(R_3 E_2 + R_4 E_1)}{R_1 R_3 + R_1 R_4 + R_2 R_3 + R_2 R_4 + R_3 R_4} \quad (答)$$

7.2.2 機械工学の基本法則

機械工学で広く用いられている基本法則として，古典力学の1つであるニュートンの運動法則がある．これは，慣性の法則(第1法則)，運動の法則(第2法則)，作用・反作用の法則(第3法則)からなる．物体が静止しているときの力学を**静力学**(statics)，物体が動いているときの力学を**動力学**(dynamics)といい，運動している物体に作用する力と加速度の関係を表す方程式を，運動方程式という．動力学は，力との関係には立ち入らないで運動の幾何学的関係を調べる**運動学**(kinematics)とは区別される．

図7.5(a) に示すように，質量 m [kg] の質点に力 F [N] が作用し，加速度 a [m/s^2] が生じたとき，**運動方程式**(equation of motion)は運動の法則により次式で表される．

$$ma = F \tag{7.12}$$

この状態を，図7.5(b) に示すように，質点に作用する力 F に $-ma$ の力が加わるために作用する力全体がつり合ったと考えると，次式のように変形して表すことができる．

$$F - ma = 0 \tag{7.13}$$

$-ma$ は，作用・反作用の法則でいう力 F に対する質点からの反作用と解釈できる．この仮想的な見かけの力 $-ma$ を，慣性力，もしくは慣性抵抗と呼ぶこともある．つまり，この式は，質点に作用する力の総和が0であることを表している．これを，**ダランベールの原理**(d'Alembert's principle)という．運動の問題(動力学)を，力のつり合いの問題(静力学)として考えているともいえる．ダランベールの原理は，質点の数

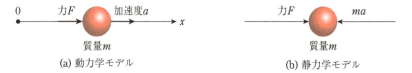

図7.5 動力学と静力学

表 7.2　電気系と機械系のアナロジー

電気系	機械系	
	電圧 E ― 力 F 対応	電圧 E ― 速度 v 対応
電流 I	速度 v	力 F
電圧 E	力 F	速度 v

n や力の数によらず成り立ち，次式のように一般化して表すことができる．

$$\sum_{k=1}^{n}(F_k - ma_k) = 0 \tag{7.14}$$

ここで，k は力が作用する数を示す．

この関係は，速度 v [m/s] で運動する質点についても成り立つ．力を受けていない質点には，静止している物体は静止状態を続け，運動している物体は等速直線運動を続けるという慣性の法則がある．すなわち，静力学や慣性系では，質点に作用する速度の総和は 0 であり，このことは次式のように一般化して表すことができる．

$$\sum_{k=1}^{n} v_k = 0 \tag{7.15}$$

ここで，電気系の式(7.8)，(7.11)と，機械系の式(7.14)，(7.15)を比べてみよう．例えば表 7.2 に示すように，電流 I に速度 v を対応させ，電圧 E に力 F を対応させると，4 つの物理量の間に双対な関係を考えることができる(電圧 E ― 力 F 対応という)．電気系と機械系というまったく異なる 2 つの現象において，電流 I，電圧 E と速度 v と力 F の間で，きわめて類似した関係性があることに気づく．なお，電流 I に力 F を対応させ，電圧 E に速度 v を対応させて考えてもよい(電圧 E ― 速度 v 対応という)．

7.3　電気量と機械量の対応

7.3.1　機械系で用いる素子

運動する機械は，**制動器**(ダンパ：damper)，**質量**(mass)，**ばね**(spring)で構成され，それらの運動力学的性質は，力 $f(t)$ と変位 x [m](もしくは速度 $v(t)$ [m/s])の関係で表される．以下に，それぞれの素子(要素)の性質を表す式を記述する．

制動器(粘性抵抗)

物体が空気中や水中などの流体中を動いているとき，その物体の進行方向と逆向きに速度に比例する抵抗力(粘性抵抗，摩擦力)が働く．図 7.6(a) の制動器において，流体の**粘性係数**(viscosity)を R_v [kg/s] = [(N·s)/m] とすると，その性質は次式で表される．

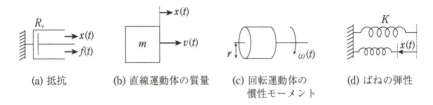

(a) 抵抗　　(b) 直線運動体の質量　　(c) 回転運動体の慣性モーメント　　(d) ばねの弾性

図 7.6　機械系の集中定数システムで用いる素子および特性

$$f(t) = R_v v(t) = R_v \frac{dx}{dt} \tag{7.16}$$

なお，ニュートン流体のせん断力と速度勾配の式とは少し異なることに注意されたい．

直線運動体の質量

図 7.6(b) の質量 m の運動方程式は式 (7.12) により表され，v, x を用いると次のようになる．

$$f(t) = m\frac{dv(t)}{dt} = m\frac{d^2 x(t)}{dt^2} \tag{7.17}$$

回転運動体の慣性モーメント

剛体の運動を表すには，並進運動と回転運動の両方を考えなければならない．物体の回りにくさを表す量を**慣性モーメント** I [kg·m^2] (moment of inertia) という．図 7.6(c) の運動体の慣性モーメント I は，回転中心からの距離 r [m] と質量 m [kg] を用いて，次式で表される．

$$I = \int r^2 dm \tag{7.18}$$

中心軸まわりのトルク T [N·m] は，角速度 $\omega(t)$ [rad/s] および回転角 $\theta(t)$ [rad] を用いて，次式で表される．

$$T(t) = I\frac{d\omega(t)}{dt} = I\frac{d^2 \theta(t)}{dt^2} \tag{7.19}$$

この剛体の回転運動を現す式を，**オイラーの運動方程式**（Euler's equations of motion）という．図 7.7(a) の円板では，円周方向には回りやすく，厚さ方向には回りにくいことが直感的に想像できる．また図 7.7(b) に示すように，複数の物体からなる系全体の慣性モーメントを求めることもできる．

ばね

物体の変形しやすさ（軟らかさ）を表す量を，**コンプライアンス** K [m/N]（compliance）という．これは，物体の硬さを表す量であるばね定数 k [N/m]（スティ

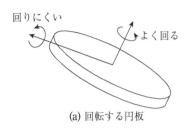
(a) 回転する円板

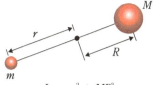
(b) 質量を無視できるワイヤで
接続された2つの物体

図7.7　慣性モーメント

フネス：stiffness)の逆数となる．図7.6(d)のばねのコンプライアンスをKとすると，運動方程式は次式で表される．

$$f(t) = \frac{x(t)}{K} = \frac{1}{K}\int v(t)\mathrm{d}t = kx(t) \tag{7.20}$$

例題 7.3

図7.8のように，質量mの剛体が滑らかな面上にあり，その重心GがコンプライアンスKのばねと粘性係数R_vの制動器を通じて不動点(壁)につながれている．いま，重心に外部から駆動力$f(t)$が加えられて，剛体がxの方向にだけ並進運動する場合を考える．この剛体の運動方程式を求めよ．

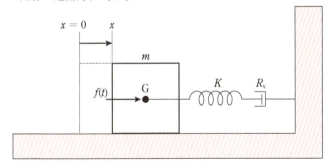

図7.8　剛体の運動

解

$$f(t) = R_\mathrm{v}v(t) + m\frac{\mathrm{d}v(t)}{\mathrm{d}t} + \frac{1}{K}\int v(t)\mathrm{d}t \quad \text{(答)} \tag{7.21}$$

式(7.21)と式(7.6)を比べると，この運動系は図7.2のRLC直列回路で表現できることがわかるだろう．

7.3　電気量と機械量の対応

7.3.2 電気系と機械系のアナロジー

表7.2では，電圧 E に力 F を対応させ，電流 I に速度 v を対応させると，電気系と機械系の基本法則にアナロジーが見いだせることを述べた．一方，例題7.1で取り上げた RLC 直列回路の電圧方程式と，例題7.3で取り上げた質量−動摩擦−ばね運動系の運動方程式を比較してみると，それぞれの素子の間に，表7.3に示す関係が見いだされる．

さらに，機械系素子の仕事と電気系素子のエネルギーを表7.4に示すように列記すると，これらのスカラー量の間にもアナロジーが成り立っていることがわかる．

表7.3　機械系の素子とそれに対する電気系の素子

作用	機械系	電気系	作用
制動作用	R_v [N·s/m] $f(t) = R_v v(t) = R_v \dfrac{dx(t)}{dt}$	R [Ω] $e(t) = Ri = R \dfrac{dq(t)}{dt}$	抵抗作用
慣性作用	m [kg] $f(t) = m \dfrac{dv(t)}{dt}$	L [H] $e(t) = L \dfrac{di(t)}{dt}$	誘導作用
弾性作用	K [m/N] $f(t) = \dfrac{x(t)}{K}$	C [F] $e(t) = \dfrac{q(t)}{C}$	容量作用

表7.4　機械系素子の仕事と電気系素子のエネルギー

機械系				電気系		
動摩擦	直線運動体	回転運動体	ばね	抵抗	コイル	コンデンサ
$A = f(t) \cdot v(t) \cdot t$ $= f(t) \cdot x$ $= R_v \cdot mg \cdot x$	$A = \dfrac{1}{2} mv^2(t)$	$A = \dfrac{1}{2} J\omega^2(t)$	$A = \dfrac{1}{2} \dfrac{x^2}{K}$ $= \dfrac{1}{2} kx^2(t)$	$A = e(t) \cdot i(t) \cdot t$ $= Ri^2(t) \cdot t$	$A = \dfrac{1}{2} Li^2(t)$	$A = \dfrac{1}{2} \dfrac{q^2(t)}{C}$ $= \dfrac{1}{2} Ce^2(t)$

g: 重力加速度 [m/s^2]

7.4 循環器系の等価回路表現

ここでは，循環器系の血流の解析，すなわち血行動力学解析に，電気等価回路（回路網理論）を適用してみる．これを例に，電気等価回路の長所と短所を示す．

血管を流れる血液が非圧縮性流体であると考えると，血流は**ナビエ・ストークス方程式**（Navier-Stokes equation）と質量保存則で与えられる．このモデルは，動的で非線形な分布定数モデルで連続系である．支配方程式が偏微分方程式で表されているうえに非線形項を含んでいるため，コンピュータを用いた数値解析を行ってもその計算はきわめて複雑となる．

そこで，血圧，血液の流速分布を無視して集中定数モデルを仮定し，線形化を行う．図7.9は，血管内を流れる血液と，それを電気等価回路で示したものである．血管に対して流入，流出する血液の流量（単位断面積で考えれば流速）を v_i, v_o [m/s]，血管の入口と出口の血圧を P_i, P_o [Pa] とする．血管のコンプライアンスを K，血液の質量を m，血管壁の血管抵抗を R_v とすると，2つの閉回路において次式のような常微分方程式が成り立つ．

閉回路①：

$$v_i - v_o = K \frac{dP_i}{dt} \tag{7.22}$$

閉回路②：

$$P_i - P_o = m \frac{dv_o}{dt} + R_v v_o \tag{7.23}$$

血液の層流に対してはハーゲン・ポアズイユの法則（5.1節参照）が成り立ち，内径半径 r [m]，長さ l [m]，流量 Q [m³/s] の管に粘性係数 μ [Pa·s] の流体が流れるとき，両端の圧力差 ΔP [Pa] は次式で示される．

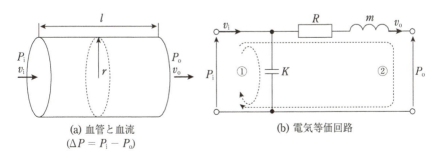

(a) 血管と血流
($\Delta P = P_i - P_o$)

(b) 電気等価回路

図7.9　血管の電気等価回路表現

$$\Delta P = P_\mathrm{i} - P_\mathrm{o} = \frac{8l\mu}{r^4} Q \tag{7.24}$$

この粘性係数 μ が，電気等価回路で示したときの血管抵抗 R_v に相当し，ハーゲン・ポアズイユの法則は電気系のオームの法則と相似の関係（アナロジー）にあることがわか

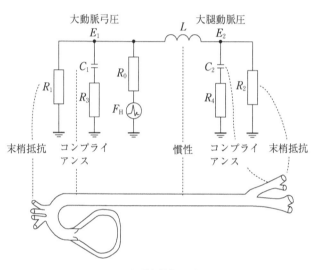

(a) 電気等価回路

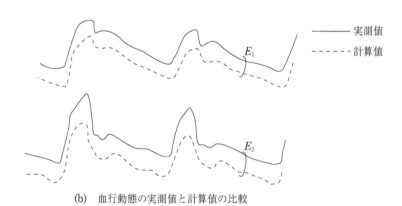

(b) 血行動態の実測値と計算値の比較

図7.10　体循環系の一部とその電気等価回路

[W. A. Spencer *et al.*, *Digest of the 4th International Conference on Medical Electronics* (1961) より改変]

る．ハーゲン・ポアズイユの法則から血管の粘性係数を算出して比率で表すと，動脈：毛細血管：静脈 = 66：27：7となる．また，動脈の内訳は，動脈9%，動脈枝10%，末端枝6%，細動脈41%である．静脈の内訳は，細静脈4%，末端静脈0.3%，細脈枝0.7%，静脈0.5%，大静脈1.5%である．この法則において，血管抵抗は血管の長さに比例し，内径半径の4乗に反比例している．つまり，毛細血管のように細くて総延長が長い血管の内径のわずかな変化によって，血液流量や血圧が制御可能であることを示している．

電気等価回路では，モデルのパラメータが調節可能となり，複雑な接続をもつ枝分かれ系の解析を行うこともできるが，一方で，きわめて巨視的な近似を行っていることを忘れてはならない．

この電気等価回路による集中定数モデルを拡張していくと，人体の複雑な血管網をモデル化することができる．図7.10 は，心臓を圧力源とし，大動脈と大腿動脈を2つのRLC 直列回路で模擬したモデルである．F_H が圧力源である左心室，R_0 が弁抵抗，R_1 と R_2 が末梢血管抵抗，R_3 と R_4 が動脈の抵抗，C_1 と C_2 が動脈のコンプライアンス，L が血液の慣性質量（モデル中の総和）である．これらの回路定数を調整することによって，E_1，E_2 の2ヵ所の血圧の模擬波形を，実測値の大動脈圧波形に適合させることができる．

7.5 機械共振系の等価回路表現

純機械的なシステムも，電気等価回路で類推してその特性を求めることができる．図7.8で示した剛体（式(7.21)）は，図7.2のRLC 直列回路（式(7.6)）で表現できることはすでに述べた．この剛体に加わる力を交番的駆動力 F（実効値）とした機械共振系を考える．交流電圧 E（実効値）が加わっているときの交流電流 I（実効値）の定常解は，複素数表示で次式のように表される．

$$I = \frac{E}{R + j\left(\omega L - \dfrac{1}{\omega C}\right)} = \frac{E}{Z} \tag{7.25}$$

ここで，Z [Ω] はインピーダンスで，交流電流の流れにくさを示す量である．よって，機械共振系の速度 V [m/s]（実効値）は，アナロジーにより次式のように置き換えられる．

$$V = \frac{F}{R_v + j\left(\omega m - \dfrac{1}{\omega K}\right)} = \frac{F}{Z_m} \tag{7.26}$$

ここで，Z_m [N·s/m] は機械インピーダンスであり，次式で表される．

$$Z_\mathrm{m} = \frac{F}{V} = R_\mathrm{v} + jx = R_\mathrm{v} + j\left(\omega m - \frac{1}{\omega K}\right) \tag{7.27}$$

共振周波数 f_0 [Hz] ($= 2\pi/\omega$) は，機械インピーダンスの虚数部（リアクタンス成分）が 0 となる周波数であり，次式のように表される．

$$\omega m - \frac{1}{\omega K} = 0 \tag{7.28}$$

$$f_0 = \frac{1}{2\pi}\sqrt{\frac{1}{mK}} = \frac{1}{2\pi}\sqrt{\frac{k}{m}} \tag{7.29}$$

k [N/m] はばね定数である．さらに，機械共振系の変位の瞬時値を x [m]，実効値を X [m] とすると，x, X はそれぞれ次式で表される．

$$x = \int v\,\mathrm{d}t$$

$$X = \frac{V}{j\omega} = \frac{F}{j\omega Z_\mathrm{m}} = \frac{F}{j\omega\left\{R_\mathrm{v} + j\left(\omega m - \frac{1}{\omega K}\right)\right\}} \tag{7.30}$$

このように，電気等価回路を用いると，機械システムの共振周波数や振幅を複素数で表現し，四則演算で解くことができる．

例題 7.4

図 7.8 で示した剛体に，実効値 10 N の交番的駆動力 F が加えられた機械共振系において，剛体の共振周波数 f_0 [Hz]，速度 V [m/s]（実効値），変位 X [m]（実効値），入力パワー P [W] を求めよ．質量 $m = 0.4$ kg，ばね定数 $k = 4 \times 10^9$ N/m，動摩擦係数 $R_\mathrm{v} = 40$ N·s/m であるとする．

解

$$f_0 = \frac{1}{2\pi}\sqrt{\frac{k}{m}} = \frac{1}{2\pi}\sqrt{\frac{4 \times 10^9}{0.4}} = \frac{10^5}{2\pi} = 15.9 \times 10^3\ [\mathrm{Hz}] = 15.9\ [\mathrm{kHz}]$$

$$V = \frac{F}{R_\mathrm{v}} = \frac{10}{40} = 0.25\ [\mathrm{m/s}]$$

$$X = \frac{V}{\omega} = \frac{0.25}{2\pi f_0} = \frac{0.25}{2\pi \times 15.9 \times 10^3} = 2.5 \times 10^{-6}\ [\mathrm{m}] = 2.5\ [\mathrm{\mu m}]$$

$$P = FV = 10 \times 0.25 = 2.5\ [\mathrm{W}]$$

コーヒーブレイク　機械工学の基本法則を発見したのは生理学者

　医学史は，16世紀のレオナルド・ダ・ビンチ(Leonardo da Vinci)までさかのぼることができる．その事績の1つである骨格と筋肉の機能に関する先駆的研究も有名であり，生体工学の歴史の始まりともいえる．

　生体工学の成果が目に見える形で現れたのは，脈拍計，体温計，聴診器などが開発された18世紀後半である．19世紀，フランスの生理学者ポアズイユは，血液の流体力学に関する研究を本格的に行い，本章で述べたポアズイユの法則にも名前が残っているように，層流の法則を導き出した．液体中の拡散の法則，すなわちフィックの法則を発見したのは，同時代のドイツの生理学者アドルフ・オイゲン・フィック(Adolf Eugen Fick)である．これら基礎的な物理法則が，生理学者らによって見いだされたことは興味深い．

　20世紀に入ると，セラミックス製の人工骨，樹脂製の人工血管や人工角膜などの受動的な人工臓器だけでなく，人工心肺装置や人工透析器などといった能動的な人工臓器が実用化され，生体工学は飛躍的な進歩を遂げた．

　さて，21世紀の医学は，遺伝子の時代になるといわれている．脳神経科学の進歩も著しい．生体工学も，これら新しい学問領域との融合を図り，さらに発展していくものと考えられる．

[参考文献]
1) 宮入庄太(著)，電気・機械エネルギー変換工学，丸善(1976)
2) 竹田 宏，松坂知行，苫米地宣裕(著)，入門 制御工学，朝倉書店(2000)
3) 堀川宗之(著)，新版 エッセンシャル解剖・生理学，学研(2009)
4) 斎藤正男(著)，生体工学，コロナ社(1985)

【演習問題】

1. 下記の表は，電気系と機械系のアナロジーに基づいた電気量と機械量の対応表である．電圧 e を力 f に対応させるとき，空欄(a)から(e)に最も適切と考えられる物理量，量記号もしくは式，および単位を埋めて，対応表を完成させよ．量記号には，時間 t，電荷 q，電流 i，変位 x，回転角 θ，速度 v，回転角速度 ω，電気抵抗 R，動摩擦係数 R_v，インダクタンス L，質量 M，キャパシタンス C，コンプライアンス K，トルク T，エネルギー W を用いること．

電気量	機械量
(a)	回転角 θ [rad]
(b)	速度 $v = \dfrac{\mathrm{d}x}{\mathrm{d}t}$ [m/s]
電圧 $e = L\dfrac{\mathrm{d}i}{\mathrm{d}t}$ [V]	(c)
静電エネルギー $W = \dfrac{1}{2}\dfrac{q^2}{C}$ [J]	(d)
電圧 $e = Ri = R\dfrac{\mathrm{d}q}{\mathrm{d}t}$ [V]	トルク $T =$ (e)

2. 下記の図の機械系は，回転コンプライアンス $K_{\theta 1}$，$K_{\theta 2}$ のねじりばね，慣性モーメント J_1，J_2 の慣性素子，制動係数 R_ω の回転制動素子で構成されており，1から6の数字は接続点を示している．

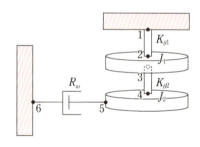

(1) 接続点1と6の変位 x_1，x_6，接続点2から5の回転角 $\theta_2 \sim \theta_5$，および各素子に関して，対応する電気量の名称と記号を示せ．なお，電圧 e を力 f に対応させるものとする．

(2) 上記(1)で対応させた電気量を用いて，機械系を等価変換した電気等価回路を示せ．

3. 人の細胞組織の構造が，下記の図のようにほぼ規則的に配列しており，その上下から電界を印加した場合を考える．
(1) 細胞内液，細胞外液，細胞膜の3要素を，必要な電気回路素子で近似し，この細胞組織の電気的特性を電気等価回路で図示せよ．
(2) 上記(1)で得た電気等価回路を，下記の2条件を考慮してさらに近似し，生体に印加された電界の低周波成分と高周波成分がどこを通りやすいか説明せよ．
①細胞内液と細胞外液の静電容量は，細胞膜の静電容量に比べて十分小さい．
②細胞膜の抵抗は，細胞内液と細胞外液の抵抗に比べて十分大きい．

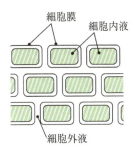

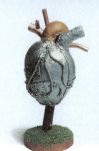

第8章
生体計測

　生体計測は，単に身長や体重などの身体量を数値化するだけでなく，救命，怪我や疾患の診断とその治療，生体認証やバーチャルリアリティへの応用などといったさまざまな目的がある．また，循環器系，呼吸器系，神経系など時々刻々と変化する現象を把握するためには，リアルタイムに計測することが必要となる．今まで，生体がもつ物理・化学的な特性を解明することで，生体の計測方法が開発されてきた．ここでは，生体計測に活用されているセンサに関する先端技術の原理や種類を理解することで，生体計測へのアプローチ方法を理解する．

> **第8章のポイント**
> ・センサの種類について理解しよう．
> ・バイオセンシングの測定対象であるバイオマーカーについて理解しよう．
> ・画像計測や非侵襲・低侵襲計測について理解しよう．

8.1　センサ

　計測（measurement）とは，測定する対象を量的に把握し，情報として活用できるようにすることである．計測のためには，**物理量**（physical units）や**化学量**（chemical units）を計測するための道具が必要になり，それらは**センサ**（sensor）あるいは検出器と呼ばれている．このセンサは，計測において最も重要な構成要素である．ここでは，人の生体計測に用いられているさまざまな量と，その計測目的や計測原理を関連づけながら考えていくことにする．

　計測には，物理量や化学量などの情報を検出して定量化する素子であるセンサが用いられる．表8.1には，人体の機能や特性を観察するために利用されてきた生体現象を示した．生体現象は，電気的，機械的，化学的現象などに整理することができる．

8.1.1　バイタルサイン

　血液が体内を循環していることがわかったのは，ウイリアム・ハーベー（William Harvey）が1628年に血液循環説を唱えたときである．そして，生命の維持には「心臓

表8.1 生体計測に利用される生体現象

量	生体現象
電気	細胞の興奮，電気インピーダンス
機械	身体の運動，血液循環，呼吸
化学	バイオマーカー(タンパク，ホルモン)，pH
光	皮膚の色調，血液流量
音響	心音，音声，音響インピーダンス(組織)
熱	体温，赤外線
放射線	吸収による測定，治療

が動いている，呼吸をしている，脳が活動している，体温を保っている，体が動かせる」ことが重要であることは，経験的に理解されてきた．長い間，これらの生命の兆候をとらえるには医師の感覚に頼るしかなかったが，20世紀後半になると，生体計測の手段として生体情報モニタなどと呼ばれる一群の医療機器が実用化され，医療現場で用いられるようになった．

医師が行う診察と治療をあわせて診療といい，危機的な状況下におかれている者の命を救うことを**救命**(rescue)という．迅速な救命措置が必要なときには，生命の維持に必要とされる生体機能が十分働いていることを示す「しるし(兆候)」を，迅速，効率的に把握し判断しなければならない．この「生命の兆候」を**バイタルサイン**(vital signs)といい，主に救急救命で用いられる．

バイタルサインとしては，**血圧**(blood pressure)，**脈拍**(pulse rate)，**呼吸数**(respiration rate)，**体温**(body temperature)の4つがあり，これに意識レベルを加え

表8.2 バイタルサインとして用いられる生体量

生体機能	生体量	単位	緊急時の測定部位
循環器系	血圧	mmHg (Pa)	腕
	脈拍数	bpm	指先，腕
	心拍数	bpm	胸部(電極)
呼吸器系	呼吸数(速度)	回/分	胸部(電極，観察)
	酸素飽和度	― (%)	指先
神経系	脳波	μV/mm	頭部(電極)
	体温	°C	耳(鼓膜)・腋

て5つとすることもある．この4つの基本となる生体量は，表8.2に示すように，生命維持活動に必須とされる循環器系，呼吸器系，神経系の機能を判断するために測定される．

8.1.2　バイオマーカー

怪我や疾患の状態を把握するという診療目的で，検査が行われる．そのうち，血液，唾液，尿，便，喀痰，髄液，組織の一部など，人体から採取した**検体**（sample）を採取し，検体の性質やそれに含まれている化学物質を分析することを検体検査という．検体には，生体の状態を知るためのさまざまな情報が含まれており，被測定対象である化学物質を**バイオマーカー**（biomarker）という．一方で，心電図，心音や脳波などのように，生体の電気的・物理的な情報を非破壊的に体外から検査することを生理検査と呼ぶ．このように，医学的な目的で生体に対して行われる検査を総称して**臨床検査**（clinical test, clinical laboratory）という．血液などの検体には，ゲノム解析に用いられるDNA，プロテオーム解析に用いられるタンパク質，トランスクリプトーム解析に用いられるmRNA，メタボローム解析に用いられる代謝産物，ミクロビオーム解析に用いられる微生物産物が含まれている．

8.2　物理センサ

8.2.1　物理センサの種類

表8.3は，診断で用いられている被測定量を中心として，生体の物理量の計測方法をまとめたものである．生体計測においても，工業計測と同じ計測方法が用いられている場合もあるが，非侵襲的計測が求められるという特殊性もあり，生体特有の特性に基づいた独自の方法が開発されている例も少なくない．

生体電気量の起源は，興奮性細胞が発生する膜電位であり，細胞膜のイオンに対する透過性の変化に起因している．よって，皮膚表面に電極を装着するだけで，電気信号として体外に取り出せるため，広く用いられている．例えば心電計では，右心房から始まって心室の方に伝搬する心筋の活動電位を測定している．心臓の起電力を体表面から誘導し，増幅して記録するため，誘導電位ともいう．電位の大きさには心電（0.5〜4 mV）＞脳波（0.001〜0.1 mV）ほどの差があり，また周波数も心電（0.1〜200 Hz）＞脳波（0.5〜60 Hz）と異なっている．

人体の特性をとらえるには，まずその機能としくみを理解することが重要である（「2.1.1節　構成要素」を参照）．これまで，生体に特有な現象が数多く発見されてきた．例えば循環器系において，心臓のポンプとしての能力，すなわち心臓収縮のエネ

表8.3 生体の物理量の計測

生体の被測定量	センサの測定量	センサ・計測装置
脳　波	電位	脳波計
心　電		心電計
筋　電		筋電計
血　圧	脈波(圧力)	電子血圧計
血　流	超音波・レーザー光 (周波数)	血流計
血中酸素飽和度	光(赤外線)	パルスオキシメータ
動脈壁硬化	脈波伝播速度(CAVI)	脈波検査装置
体脂肪	インピーダンス	体脂肪計
体　温	輻射	耳式体温計
体　動	加速度	体動モニタ
腫　瘍	画像	内視鏡

CAVI: cardio ankle vascular index

ルギーは，心拡張期における心筋繊維の長さに比例するという法則がある．よって，拍出量が小さいときは，心筋が長く伸びた状態で収縮運動が終了することになるので，次の心筋運動時は収縮率が高くなり，より多くの血液を排出するという自己調節性がある．これは，**スターリングの法則**(law of Frank-Starling)として知られる．

　かつて血圧測定は，カフと呼ばれるバンドで圧迫して動脈を閉塞するときに生じるコロトコフ音(発見者の名前に由来)を聴診器で聞き分けて測る方法で行われていた．心臓の拍動にともなう血圧や血液体積の変化を脈波といい，現在ではカフを減圧する過程で血管壁に生じる脈波を用いて血圧を測定する**オシロメトリック法**(oscillometric method)と呼ばれる間接測定法が主流である．

　血流の計測に関しては，光や音波の**周波数偏移**(ドップラーシフト：doppler shift)を利用した非侵襲式のレーザードップラー法や超音波ドップラー法が用いられている．これらは，工業計測で用いられてきた方法でもある．生体計測では，波長約780 nm の半導体レーザを用い，静止組織からの散乱光は変調されないが，赤血球からの散乱光はその速度と量に応じて変調されることを利用し，周波数スペクトルから血流量を算出する．超音波を用いた場合も同様である．

　5.2.2節で触れたように，**動脈壁硬化**(arterial stiffness)測定では動脈壁が固くなって伸展性(コンプライアンス：compliance)を失うという力学的性質の変化を測定して

いる．心臓が収縮してから両手・両足に伝わるまでの脈波の速度を計ると，血管が硬いほど速く伝わるので，動脈壁硬化を定量化することができる．これを**脈波伝播速度**（pulse wave velocity）といい，**心臓足首血管指数**（cardio ankle vascular index, CAVI）などの尺度が提案されている．

8.2.2 測定の実際

ここでは光学量の計測として動脈血酸素飽和度を取り上げ，生体特有の特性に基づいた独自な計測方法に至る道筋を考えていくことにする．

血液中の酸素濃度が所定の値に維持されていれば，循環器系（心臓）と呼吸器系（肺）が正常に機能していることを同時に知ることができるので，バイタルモニタとして有用であり，光学式の非侵襲的な計測機器が実用化されている．**動脈血酸素飽和度**（oxygen saturation, SaO_2）は，動脈血中のヘモグロビンの何％が酸素を運んでいるか（結合しているか）を示す指標である．酸素と結合している割合が酸化ヘモグロビン濃度 HbO_2，酸素と結合していない割合が還元ヘモグロビン濃度 Hb なので，次式で定義される．

$$SaO_2 = \frac{HbO_2}{Hb + HbO_2} \times 100\,(\%) \tag{8.1}$$

このように，飽和（100%）に対する比率で示されるので，飽和度という表現を用いている．SaO_2 の正常値は 96% 以上であり，95% 未満は呼吸不全の疑いがあるとされる．

光を利用した実用的な血液中の酸素飽和度の計測は，ウッド（Wood）らによる耳介を用いた加圧式酸素飽和度計に始まり，1949 年に論文が発表されている．動脈血が鮮やかな赤色に，静脈血がどす黒い赤色に見えるのは，ヘモグロビンが酸化しているか，還元しているかによる．つまり，この赤色の程度を光の吸収の度合い（吸光度の変化）で読み取ればよいと考えたわけである．ただし，それには以下に述べる2つの技術的飛躍が必要であった．

(1) 変化分から動脈血分だけを測る

図 8.1(a) に示すように，生体に光を当てると，動脈血と静脈血だけでなく生体組織でも光の吸収が起こる．しかし，動脈のみに拍動性があるので，図 8.1(b) に示すように吸光度の変化分はすべて動脈血によるものと考えることができる．

(2) 2 波長で酸化ヘモグロビン濃度と還元ヘモグロビン濃度を分離する

さらに SaO_2 を求めるには，酸化ヘモグロビン濃度と還元ヘモグロビン濃度を分離する必要がある．それには，図 8.1(c) に示すように，波長によってこの両者の吸光度の度合いが異なることが見いだされて解決した．赤色光（650 nm）と赤外光（940 nm）では，吸光度が逆転している．光の吸収が等しい等吸収点（805 nm）を基準として，吸光度の違いの大きい赤色光の光量から求める．

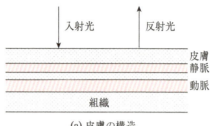

(a) 皮膚の構造

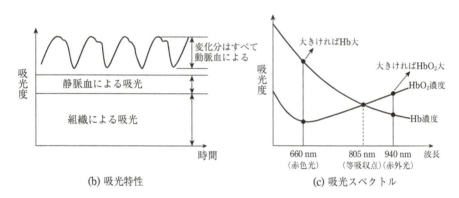

(b) 吸光特性

(c) 吸光スペクトル

図8.1　血中酸素飽和度の測定

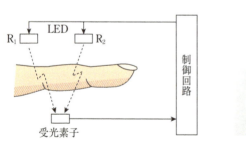

(a) 基本構成（R_1, R_2：光源）

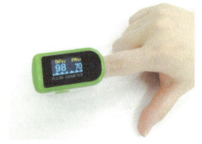

(b) 指先型パルスオキシメータの外観
（フィンガルリンク㈱）

図8.2　パルスオキシメータの基本構造と外観

　現在多用されているのは1974年に青柳卓雄（日本光電工業㈱）が発明したパルスオキシメータと呼ばれる機器である．図8.2(a)は，この原理に基づく装置の基本構成を示したもので，光源に発光ダイオード（LED），受光素子にフォトトランジスタなどを

用いた簡便な装置がある．その後，図8.2(b) に示すように指をクリップに挟むだけでSaO_2を簡単に測定できるものも市販されている．

8.3 化学センサ・バイオセンサ

バイオセンサという名称は，生物由来の分子認識素子や材料を用いるという意味で使われる場合と，センサの利用目的が環境や生物の計測であるという意味で使われる場合がある．分子認識素子に化学反応が利用されたセンサで，その利用目的が工業計測のものは，**化学センサ**（chemical sensor）と呼ばれることになる．

生体内には何千，何万種類もの分子が存在しているが，生体は必要な分子とそうでない分子を正確に見分けて生命維持活動に利用している．生物が進化の過程で獲得してきたこうした分子認識には，物質同士の反応における**特異性**（specificity）が重要な働きを担っている．現実にはただ1種類の物質としか反応しない組み合わせ（A ⇔ B）はほとんどなく，ごく少数であるが他の物質（C）とも反応してしまうことが多い．よって，特異性を積極的に利用しようとするときにはできるだけ少数の物質としか反応しないこと，言い換えれば高い**選択性**（selectivity）が求められるのが普通で，そのような反応は特異性が高いという．分子認識の機構としては，酵素反応，抗原抗体反応やDNAのハイブリダイゼーションがあげられる．そして，特異性が高い化学反応ほど，高精度なセンサを実現できる．

8.3.1 バイオセンサの種類と測定原理

バイオセンサ（biosensor）は，図8.3に示すように，目的物質のみを認識する**分子認識素子**（molecular recognition element）と，認識したという情報を信号に変換する**信号変換素子**（transducer element）から構成され，両者の特性がセンサ性能を左右する．

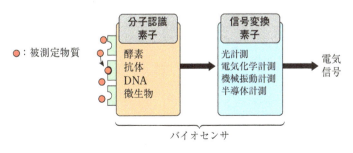

図8.3　バイオセンサの原理

(1) 分子認識素子

表8.4に示すように，バイオセンサに用いられる分子認識素子は主に酵素反応，抗原抗体反応，ハイブリダイゼーションである．**酵素**(enzyme)は，生体が作り出した**触媒**(catalyst)であり，人工の触媒をはるかに凌ぐ化学反応の促進能力をもっているが，その本体はタンパク質であるため壊れやすいという欠点がある．酵素はもともと生物が生きていく上で作り出してきたものなので，由来生物の生育環境に近いほどタンパク質の立体構造は安定である．血糖値を測定するためにグルコース濃度を測定するグルコースセンサが工業的に幅広く利用されているのも，グルコースオキシダーゼ（グルコースを酸化する酵素）がpHや熱の変化に対して比較的安定な酵素だからである．グルコースセンサを搭載したデバイスとしては，低コストが特長で定性試験に用いられる試験紙や，使い捨て式で定量分析ができるバイオセンサなどがある．酵素を分子認識素子に用いたバイオセンサを，酵素センサという．試験紙は，ろ紙（セルロース）などを支持体（担体）として，それに化学物質と特異的に反応して発色する試薬（指示薬）を染み込ませてから乾燥させる**ドライケミストリー**(dry chemistry：試験紙)技術が用いられる．通常は，検査する尿，唾液，血液などに試験紙を直接浸し，発色した濃度からそれに含まれる化学物質濃度を定性的・半定量的に分析する．侵襲の度合いを低くするためには，計測に必要なサンプル量を小さくすることが求められる．

(2) 信号変換の方法

信号変換素子には，光計測，電気化学計測，振動計測，半導体計測などといった方法がある．

A. 光計測

酵素などの触媒で反応する発色基質（色原体）や発光基質などの基質を加えることで，分子認識素子で捕捉したバイオマーカーの濃度に比例，もしくは反比例（競合法など）

表8.4 分子認識素子に用いられる主な方法とセンサデバイス

分子認識の方法	バイオマーカー	センサ・機器
酵素反応	タンパク質	試験紙（ドライケミストリー） 酵素センサ（電気化学センサ）
抗原抗体反応	抗体，ホルモン，神経伝達物質，タンパク質，外来物質	酵素標識免疫測定（ELISA） 電気泳動 免疫センサ（光センサなど） 金コロイドと局在プラズモン共鳴法 表面プラズモン共鳴法（SPR法）
ハイブリダイゼーション	mRNA，DNA	DNAチップ

した反射光や透過光，蛍光，発光（可視光や紫外光）などの強度を測定する．表面プラズモン共鳴現象を用いた方法もある．高感度な検出が求められる場合には，光エネルギーを電気エネルギーに変換する超高感度な光電子増倍管（photomultiplier tube）が用いられる．直径10 mm程度のものまで市販されており，バイオセンサへの応用が進んでいる．

B. 電気化学計測

電気化学は，主に溶液中にある物質間の電子の授受と，それに付随する諸現象を扱う化学の一分野である．溶液中のイオンや残留物質を定量・定性分析する手法として応用され，電位（差）を測定する方法（ボルタンメトリー）と電流を測定する方法（アンペロメトリー）に大別される．

C. 機械振動計測

機械共振現象に基づき，片持ち梁（カンチレバー：cantilever）などの振動体に付着した物質の質量に比例して共振周波数が低下することを利用する．加振には，チタン酸ジルコン酸鉛（鉛（Pb），ジルコニウム（Zr），チタン（Ti）；PZT）製の圧電素子などが用いられる．

D. 半導体計測

イオン感応性電界効果トランジスタ（ion-sensitive field-effect transistor, ISFET）を用いたpHセンサに代表される．ゲート上のイオン感応膜に検体溶液が接すると，溶液中のイオン活量に応じた界面電位が発生するしくみを利用している．

E. 表面プラズモン共鳴（surface plasmon resonance, SPR）

図8.4(a)には，光学現象を利用した免疫センサの原理を示した．プリズムなどを用

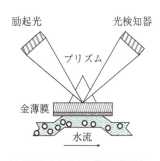
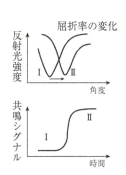
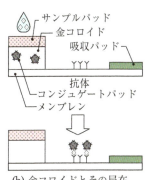

(a) 表面プラズモン共鳴（SPR）を用いた免疫センサ

(b) 金コロイドとその局在プラズモン共鳴を用いたイムノクロマト法

図8.4　代表的な2つの免疫センサ

いて，金などの薄膜表面で全反射するように光を入射すると，金属側にエバネッセント波と呼ばれる表面波が生じる．これが金属の自由電子と相互作用し，プラズモンと呼ばれる電子密度波が生じ，反射光の強度が減衰する．このとき，図8.4に示すような光の谷が観察される．すなわち，薄膜表面に被測定物質である抗体(もしくは抗原)を固定しておき，抗原抗体反応の進行によるセンサ表面での微量な質量増加を，反射光強度の谷の変化として高感度に検出できる．スウェーデンのPharmacia Biosensor社(現GEヘルスケア社)が，1990年に分子間相互作用解析装置(商品名：BIACORE)として世界で初めて市販した．測定結果は共鳴シグナル(resonance unit, RU)で表され，時間分解能0.1 sの動的解析が可能である．1,000 RUは0.1°の角度変化に対応し，1 ng/mm^2に相当する．実用的には，約10 pg/mm^2(10 RUに相当)まで検出することができる．標的分子(抗原)や抗体を標識する必要がないこと(ラベルフリー)が特長である．

8.3.2 流体制御機構

バイオセンサでは，微量液体の送液，分子認識素子における反応領域の制御，検体中の夾雑物質や添加試薬の迅速で完全な除去を行う洗浄機構といった流体制御技術が，その設計に必須な基本技術となっている．MEMS技術(1.4節参照)を用いてこれらの流体制御技術を組み合わせ，微小な基板上に設けた分注(滴下)槽，混合槽，反応槽，廃液槽などといった複数の液槽を流路(チャンネル：channel)でつなぎ，液体や気体に含まれる化学物質を分析できるμ-TAS(micro-total analysis systems：微小な生化学分析システム)やlab-on-a-chip(チップ上の実験室)などといった概念も提唱されている．

バイオセンサなどの流体制御機構に用いられている主な駆動原理は，表8.5に示すように下記があげられる．

(1) 毛細管力(毛管力：capillary force)

水面にストローを接触させると水がその内部に吸い上げられる現象は毛細管現象としてよく知られており，この現象は12.3.1節で述べる界面張力に起因している．液体の上昇高さがh，毛細管の半径がr，液密度がρ，液体-気体間に働く界面張力がγ_{LV}のとき，hはγ_{LV}に比例し，rとρに反比例する．よって，流速は流路の断面積が小さいほど大きくなる．紙(セルロース)や空孔のある樹脂を用いると，流速は素材の密度や空孔率で調整できる．エネルギー供給が不要であるという長所があり，低コスト化や使い捨て式とするのに向いており，定性試験紙などに採用されてきた一般的な方法である．

(2) 遠心力(centrifugal force)

複数の槽をつなぐ流路の材質に撥水性のある樹脂などの材料を用い，流路の断面積

表8.5 流体制御機構に用いられる微量液体の駆動原理

駆動力	材質	パラメータ	構造(A → B)
A. 毛細管力	紙(セルロース) 樹脂	寸法・材質 繊維密度（空孔率）	
B. 遠心力	樹脂 ガラス	寸法・材質 加速度	
C. 圧力	樹脂 PZT	寸法・材質 周波数・振幅	
D. 熱駆動	樹脂 金属	寸法 温度	
E. 超音波駆動	PZT	寸法 周波数・振幅	
F. 電場駆動（エレクトロウェッティング）	樹脂 ガラス 金属・電極	寸法・材質 電圧 pH	

を毛細管力が生じない程度に広くすることで撥水性 > 毛細管力（いずれも界面張力）という条件を満足するように設計すると，液滴は液槽に留まっている．これに遠心力を加えることで，液槽間の流路の移動を ON, OFF する流体弁としての機能を実現できる．回転体はコンパクト・ディスク形状となり，円周方向に複数の分析部を配列させる．撥水性を調整するために，流路に表面処理を施すこともある．特別なアクチュエータを開発する必要はなく，汎用のステッピングモータを用いて加速度を正確に制御できるため，化学分析・医療検査用途の分析機器において，駆動原理として最も広

く採用されている方法である．

(3) 圧力（pressure）

　古くは，シリンジ（注射筒；syringe）形の小型ポンプ（マイクロシリンジポンプ）が使われていたが，集積化に不向きであった．そこで，圧電素子で液槽の壁面を変形させることで液体を移動させる方法が考案された．比較的簡素な構成とできるが，圧電素子は変位量に比べて素子が大きいという短所がある．産業では，印刷用プリンタのインクの吐出などで使用されている方法である．マイクロメートル領域以下になると流体抵抗がきわめて大きくなるので，圧力による長距離の送液には不利である．

(4) 熱駆動（thermal-driven flow）

　薄膜とした抵抗体のジュール熱により，液槽や流路の溶液を瞬時に沸騰させることで気泡を発生させ，その体積変化で液体を移動させる方法である．プリンタではサーマル方式と呼ばれ，これをいち早く商品化したキャノン㈱のバブルジェット（商標名）が有名である．バイオセンサでは，熱に弱いタンパク質などのバイオマーカーを送液するには不向きである．

(5) 超音波駆動（ultrasonically-driven flow）

　固体表面に偏在して伝播する振動を，表面弾性波（surface acoustic wave, SAW）という．固体表面上に液体を置くと，表面弾性波は固体－液体の界面で液体中に縦波を放射しながら減衰する．表面弾性波の振幅を大きくすると，液体が振動，流動，飛翔する現象を利用する．基本構成としては，圧電素子表面にくし型電極を構成するだけである．粉体などの搬送にも用いることができる．

(6) 電場駆動（electrically-driven flow）

　電気泳動（electrophoresis），電気浸透（electro-osmosis），エレクトロウェッティング（electrowetting）などが含まれる．電気泳動では液体中のイオンが電場によりクーロン力を受けることを利用しているが，電気浸透では電気二重層が形成されている固液界面において液体の荷電部分がまとまって力を受ける．エレクトロウェッティングは，固体の濡れ性を制御することで流体弁が実現できる．遠心力では，固体表面の濡れ性（特に撥水性，疎水性）と遠心力を利用して，流路の移動を ON，OFF する流体弁としての機能を実現できることを説明した．エレクトロウェッティングでは，電極上に撥水性の誘電膜を形成し，その表面の液体と電極間に電位差を与えると，静電エネルギー分だけ界面自由エネルギーが減少し，液滴の接触角が小さくなる（すなわち親水化する）現象を利用するもので，電極と液体が誘電膜で絶縁されているため，消費電力が小さいという特長がある．

　これらの流体制御機構に共通していえることは，流路の断面積が小さくなるとその壁面の影響が大きくなり，寸法の3乗に比例する体積力（慣性力）に比べ，寸法の2乗

に比例する表面力(粘性力)が支配的となり，流体抵抗が大きくなることである．よって，マイクロシリンジポンプでは圧力が足りず，制御領域表面で直接駆動力を与えられる方法が有効となってくる．マイクロメートル領域以下において，流路内の液体はレイノルズ数が低くなって層流となり，乱流による混合は期待できない．例えば，水では高さ 100 μm，流速 10 mm/s で Re ≈ 1 程度である．一方で，マイクロメートル領域以下では混合距離が小さくなるため，分子の拡散には有利である．よって，混合部で流路の縦(d)と横(w)の比を変え，拡散現象を積極的に用いる方法が提案されている．また，混合槽を設けることがある．

8.3.3 実用化されているバイオセンサ

(1)アミラーゼモニタ

一部では定量分析も可能で，被測定物質を酵素活性とし，その定量分析を行うドライケミストリー式のバイオセンサとして，図 8.5 に示す唾液を検体とするアミラーゼモニタがある．検体計測の 1 つであり，生体液(唾液)の化学物質濃度の分析を行うものである．使い捨て式の採取ストリップで直接口腔から全唾液の採取を行い，唾液転写機構で試薬ストリップに圧着し唾液を転写することで，酵素の反応時間を制御する．唾液アミラーゼ活性を発色濃度変化で測定するため，試薬ストリップには Gal–G2–CNP (2-chloro-4-nitrophenyl-4-O-β-D-galactopyranosylmaltoside)というアミラーゼの基質として作用する色原体(chromogen)が用いられている．この分析装置では，測定時間 60 秒で濃度範囲 0 から 200 kU/L（U は Unit で酵素活性を表す単位）の唾液アミラーゼ活性を分析できる．交感神経活性が，唾液アミラーゼ活性に比例するという医学的なエビデンスに基づいて，心身ストレスの推定への活用が研究されている．

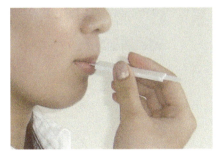 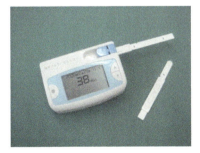

(a) 使い捨て式のテストストリップ　　　(b) 携帯モニタの外観

図 8.5　携帯型の唾液アミラーゼモニタ［ニプロ㈱］

(2) グルコースセンサ

電気化学センサ (electrochemical sensor) の先駆けとしてクラーク (L.C. Clark) により1962年に創案され，その後数多くの電気化学センサが考案される端緒となった酵素センサを例にとり，電気化学計測の原理を詳しく見てみよう．図8.6には，アンペロメトリー式のグルコースセンサの検出原理を示した．図8.6(a) に示すように，このグルコースセンサは白金 (Pt) などを用いた作用極 (working electrode, WE) と対極 (counter electrode, CE)，銀－塩化銀 (Ag-AgCl) などを用いた参照極 (reference electrode, RE) の3電極を有し，作用電極表面にグルコースオキシダーゼ (glucose oxidase, GOD) という酵素をセルロースなどで固定した膜 (酵素膜) を用いるので，酵素センサとも呼ばれる．グルコース ($C_6H_{12}O_6$) が存在すると，酵素膜では図8.6(b) に示す反応が行われ，グルコノラクトン ($C_6H_{10}O_6$) が生成される．

$$C_6H_{12}O_6 + O_2 \xrightarrow{GOD} C_6H_{10}O_6 + H_2O_2 \tag{8.2}$$

生成された過酸化水素が，選択透過膜を通り抜けて作用電極表面に達したときに，物質固有の電位条件を満足すると，次式の酸化反応を生じさせることができる．

$$H_2O_2 \rightarrow 2H^+ + 2e^- + O_2 \tag{8.3}$$

この酸化反応を進めるには，作用電極と参照電極の電位差 E を，過酸化水素の酸化還元電位である 0.68 V より大きくしなければならない．このとき，基準としている銀－塩化銀電極の電極電位が 0.22 V なので，$E = 0.68 - 0.22 = 0.46$ V 以上あればよいこ

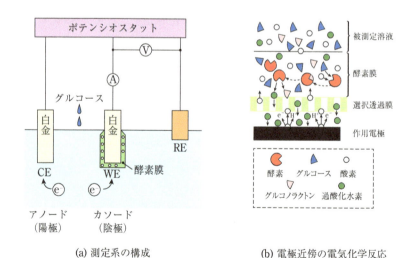

(a) 測定系の構成　　　　　　　　(b) 電極近傍の電気化学反応

図8.6　アンペロメトリー式グルコースセンサの検出原理

とになる．この電位差 E を大きくしすぎると，例えば次式で示す白金の酸化還元電位である +0.98 V (実際には $E = 0.98 - 0.22 = 0.76$ V)を上回ってしまうので，通常はポテンシオスタットと呼ばれる定電位発生装置で +0.6 V 程度に設定する．

$$Pt + 2H_2O \rightarrow Pt(OH)_2 + 2H^+ + 2e^- \tag{8.4}$$

グルコースの酸化にともない，グルコースセンサに到達する過酸化水素濃度が増加するとセンサの出力電流が増加する．すなわち，グルコースセンサからは被測定溶液中のグルコース濃度に比例した電流が出力される．このように，電極表面で消費される検知物質が過酸化水素であるため，この酵素センサに用いられている電極は過酸化水素電極とも呼ばれる．検出される電流は，数百 nA 領域と非常に小さいので，検出感度を向上するためにポテンシオスタットの入力抵抗を数十 MΩ と大きくする．

(3) タンパクの計測：免疫センサ

抗原抗体反応は特異性が高く，ヒト抗体ライブラリーも構築されており，ファージディスプレイ法などの抗体作製技術を用いれば試験管内実験系で量産できる．よって，免疫測定(immunoassay：イムノアッセイ)は，バイオセンサの分子認識素子の主流をなしており，この原理に基づいたバイオセンサは，**免疫センサ**(immunosensor：イムノセンサ)と呼ばれる．

生体分子を分離・分析する代表的な方法としては，**エンザイムイムノアッセイ**(enzyme immunoassay, EIA)がある．酵素標識した抗原(あるいは抗体)を利用し，抗体に結合した標識抗原の量を酵素反応で測定する．標識抗原と非標識抗原を競合的に抗体と反応させる競合法や，1次抗体と2次抗体で抗原を挟み込むサンドイッチ法などがある．抗体(あるいは抗原)をプレートやビーズに固定化(固相化という)した**酵素標識固相免疫測定**(enzyme-linked immunosorbent assay, ELISA：エライザ)が多用されている．

EIA は，反応が平衡に達した状態を解析するため，過渡状態の解析には向いていない．また，煩雑な洗浄操作で分析に数時間を要するといった課題もある．

図 8.7 には，遠心式流体制御機構を搭載した化学発光センサを示した．図 8.7(a) のディスク状チップと，図 8.7(b) の遠心機構を備えた本体を組み合わせ，遠心力を利用して検体溶液を反応室へ移動させ，唾液に含まれるホルモン(コルチゾール)分析に用いる化学発光センサが提案されている．専門技術者が手作業で行う ELISA の分析手順を，ほぼ完全に自動化したシステムといえる．

コルチゾールの分析原理は，アルカリフォスファターゼ(alkaline phosphatase, ALP)などの酵素で標識した酵素標識抗コルチゾール抗体(コンジュゲートの一種)を用いている．図 8.8 に示すように，検体である唾液検体をディスク・チップのコンジュゲート槽に滴下すると(図 8.8(a))，コンジュゲートがそれに溶け込みコンジュゲート溶液

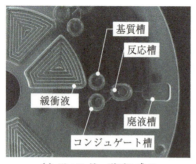
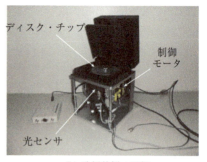

(a) ディスポーザブル式の　　　　(b) 分析装置の外観
　　分析用ディスク・チップ

図8.7　遠心式流体制御機構を搭載した免疫センサ

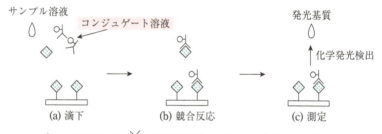

(a) 滴下　　　　(b) 競合反応　　　　(c) 測定

◇：コルチゾール，ｵ：酵素標識抗コルチゾール抗体（コンジュゲート），
◇：コルチゾール－BSA，▭：コルチゾール－BSA固相化パッド

図8.8　ホルモン分析用イムノセンサの原理
BSAはウシ血清アルブミン（bovine serum albumin）．

となる．分析チップを所定回転数で回転させると，遠心力でコンジュケート溶液が流体弁Aを通過できるようになり，反応槽に移され競合反応が起こる（図8.8(b)）．このとき，寸法形状が異なるため流体弁Bは通過できない．一定時間反応させた後に，分析チップを所定回転数で回転させると，遠心力でコンジュケート溶液が流体弁Bを通過できるようになり，余分な液体が廃液槽に除去される．その後，基質槽からの発光基質を含む溶液を反応槽へ流入させると，反応槽のコンジュゲートにより発光基質が触媒される．コンジュゲート濃度に比例した発光強度が得られるので，それを光電子増倍管で測定する（図8.8(c)）．

(4) 遺伝子の計測：DNAチップ

DNAやRNAの解析に用いる計測技術として，DNAマイクロアレイがあり，その

分子認識にはハイブリダイゼーション(hybridization)が用いられる．

ハイブリダイゼーションとは，相同的な(homologous)塩基配列をもつ一本の核酸分子を2つ組み合わせ，二本鎖の核酸分子(雑種分子：ハイブリッド)を形成することを意味する．DNA鎖の配列が長いほど，一致する確率が低くなって特異性が増す．ちなみに，相補的(complementary)とはある特定の塩基同士が水素結合で塩基対を構成することで，アデニン(A)はチミン(T)と，グアニン(G)はシトシン(C)としか対になれないこと，相同的とはこの塩基対の配列が遺伝子レベルで類似していることである．

遺伝子発現の出現消失を解析する強力な方法として，DNAチップ，**DNAマイクロアレイ**(DNA microarray)という解析法がある．DNAマイクロアレイは，数センチ角の小さなスライドガラス上に数千から数万個のcDNA(complementary DNA)もしくはcRNA断片(プローブ)が，高密度に整列されたものである．1つのスポットが1種類の遺伝子(遺伝情報)に相当する．DNAマイクロアレイの製作方法として，ガラス基板上でオリゴヌクレオチド(oligonucleotide)のプローブを合成する方法がある．半導体製造用のフォトリソグラフィの技術を用いた微細な表面加工が可能であり，高密度化に向いている．このタイプのマイクロアレイは，アフィメトリックス社で独占的に製造され，GeneChipという名称で販売されている．その作製では，図8.9に示すように解析したいゲノムから遺伝子を抽出し，転写，スプライシング，逆転写することでcDNAを用意しておく．DNAマイクロアレイ上で，2種類の細胞から得たmRNA

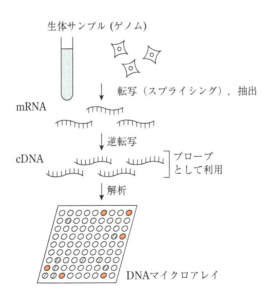

図8.9 遺伝子解析に用いるDNAマイクロアレイの作製

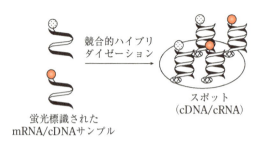

図 8.10　DNA マイクロアレイのあるスポットにおけるハイブリダイゼーションの概念

を異なる蛍光色素で標識したもの（ターゲット mRNA）を，競合的にハイブリダイゼーション（hybridization）させる．図 8.10 に示すように，ターゲット mRNA は自分と相補的なプローブ cDNA と結合する．それぞれのスポットからのターゲット mRNA の蛍光シグナルをスキャナーと呼ばれる読み取り装置で取り込み，2 次元イメージとすることで，そのパターンから 2 種類の細胞の発現を比較することができる．

8.4　画像計測と非侵襲・低侵襲計測

8.4.1　画像の計測：カプセル型内視鏡

内視鏡とは，消化器系や呼吸器系などといった肉眼で直接見ることができない体内の表面を観察するための装置である．19 世紀初頭に作られた最初の内視鏡は，金属円筒管を用いた硬い鏡の筒であった．軟性管の先端にカメラを取り付けた内視鏡は，1950 年に日本で開発され（オリンパス㈱），次に柔軟なグラスファイバーと呼ばれる導光体を用いたファイバー型内視鏡が登場した．内視鏡は，胃がんの発見などに威力を発揮しているが，口から導光体を入れる際に，口腔の奥の咽頭部にものが触れることによって嘔吐が起こる咽頭反射が起こりやすい．

2000 年代に入ると，図 8.11(a) に示すカプセル型内視鏡が開発され，米国，欧州や日本で用いられるようになった（コヴィディエンジャパン㈱）．2000 年 5 月には，カプセル型内視鏡で人の小腸を撮影した最初の論文が，*Nature* に掲載されている．これは，従来のファイバー型内視鏡による検査と異なり，被検者は撮像素子や電池などを内蔵した使い捨て式のわずか数 g のカプセルを飲み込む（嚥下する）だけでよいという方法で，肉体的・精神的苦痛や感染症などの危険性からも解放されるため，QOL の向上が期待できる．体内には光がないので，微小でかつ消費電力の小さい光源（LED），撮像素子（CMOS（complementary MOS）イメージセンサ），小型送信機（ASIC（application

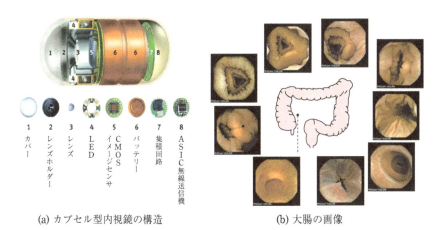

(a) カプセル型内視鏡の構造   (b) 大腸の画像

1 カバー　2 レンズホルダー　3 レンズ　4 LED　5 CMOSイメージセンサ　6 バッテリー　7 集積回路　8 ASIC無線送信機

図8.11　カプセル型内視鏡とその撮影画像　[コヴィディエンジャパン㈱]

specific integrated circuit）無線送信機）の実用化が，その実現に大きな役割を果たした．カプセルの直径が小さいほど嚥下しやすいわけであるが，消化管内でできるだけ直動するように，小腸や大腸の直径にあわせた大きさをもつ専用のカプセルが設計されている．このカプセルは，毎秒数枚から数十枚の撮像間隔で10時間程度までの連続撮像を行い，その画像情報は無線通信によって体外の受信機に送信される．図8.11(b)に示すように，これまで画像的にはまったく検査手段がなかった小腸や大腸内部全体を，動画として撮像して診断に用いることができる．本技術により，これまで発生がきわめて少ないといわれていた小腸がんが発見されている．

8.4.2　非侵襲・低侵襲計測

侵襲とは，人の生体内の環境を乱す可能性のある外部からの刺激を意味する医学用語で，外科侵襲，手術侵襲などという言葉がある．よって，**非侵襲**（noninvasive）とは，身体を著しく侵襲して精神的（psychological）・肉体的（physical）苦痛を与えないことを意味する．工業計測で製品や人工物などを対象とする場合には，同じ意味だが**非破壊**（nondestructive）という．

生体計測では，精神的・肉体的苦痛ができるだけ少ない非侵襲的方法をとることが望まれており，表8.6に示すように生体と計測手段（センサ）との距離から4つに分類できる．そして，これらは侵襲の強度から**侵襲計測**（invasive measurement）と**非侵襲計測**（noninvasive measurement）の2つに大別される．まず，非侵襲計測には近接計測と体表（接触）計測が含まれる．そして，非侵襲的に得られる唾液や尿を検体とした検

表8.6　生体との距離による生体計測の分類

非侵襲	①近接計測 ②体表（接触）計測	X線，超音波，MRI，PET，カプセル型内視鏡 脳波，心電，血圧，血流，心拍，O_2，CO_2
侵襲	③検体計測 ④体内計測	血液，尿，唾液の化学物質濃度 連続血糖測定（穿刺や埋め込み）
参考図		

ウェアラブルセンサは，体表計測を指すことが多い

体計測も非侵襲計測に含まれる．体内計測のみが，すべて侵襲計測に含まれることとなる．ただし，人の体をチューブのように考えると，消化器系内は体外と同じように扱えるため，侵襲計測には含めない．例えば，胃カメラや内視鏡がこれにあたる．「利用者の精神的・肉体的苦痛をできる限り緩和し，その生活の質の向上を実現できる計測技術」という意味で，採血量をサブ・マイクロリットルオーダまで極端に低減した血液を検体とした検体計測を**低侵襲計測**（semi-invasive measurement）と呼ぶことがある．

代表的な近接計測としては，生体の2次元，3次元的な横断像が非侵襲的に得られる**コンピュータ断層撮影**（computed tomography, CT）があげられる．**X線CT**，**超音波CT**，**MRI**（magnetic resonance imaging）など形状を観察する形態画像診断と，**PET**（positron emission tomography）に代表される血液流量や細胞の糖代謝などの状態を観察する機能画像診断があり，がんの発見などに威力を発揮している．画像診断は可視化技術とも呼ばれる．ただし，がん患者の死因は，部位にもよるが全体的に見るとの9割は転移によるとされ，拡がった先で臓器などが破壊されて生命維持に必要な機能を保てなくなることにある．転移の経路は，血行性とリンパ行性に大別される．例えばリンパ節転移では，直径1 cm以下の腫瘍を発見するのはまだ困難であり，複数の方法を組み合わせるなど新たな診断法の開発も取り組まれ続けている．

体表計測としては，電気量・光学量の計測による脳波，心電図，血圧，血流量，酸

素濃度，二酸化炭素濃度などの計測があげられ，詳しくは8.2節，8.3節で述べた．検体計測は，8.3節で述べた臨床検査のためのバイオマーカーの分析が中心である．体内計測には，8.3節で述べた穿刺式の連続血糖モニタリングシステムがあるが，完全埋め込みを実現して無線通信のみで情報収集を行う装置は，まだ研究用途が中心である．

生体計測の最終目標として無拘束計測と無意識計測があげられる．**無拘束計測**（ambulatory measurement）とは，生体計測に用いる機器を携帯可能な寸法形状まで小型化し，日常生活を妨げないで生体情報を計測することである．身に付けられるという意味でウェアラブル（wearable）センサ，どこでも計測できるという意味でユビキタス（ubiquitous）センサと表現されることもある．このような生体計測では，利用者が機器の設置された場所に赴く必要がないので，時間的・空間的な拘束を受けないのが特長である．例えば，不整脈・虚血性心疾患の診断に用いられている**ホルタ心電計**（holter electrocardiograph）などが，その端緒といえる．日常生活で起こる一過性の狭心症発作は通常の安静時心電図検査などではとらえられないことが多く，この装置を24時間にわたって装着し，日常生活における心電図を連続記録した結果から専門医が診断する．

無意識計測（unconscious measurement）という概念は，さらに一歩進んで日常生活を営む生活空間，例えば自宅などに各種のセンサを目立たないように配置し，知らず知らずのうちに自動的にさまざまな生体情報を収集・分析し，健康管理などに役立てようという考え方に基づいている．

8.5 生体計測の精度と診療

8.5.1 計測の精度

臨床検査は，その結果が人命に直結することもあり，特に高い精確さ（accuracy）が求められる．精確さは，ISOおよびJISにおいて，個々の測定結果と採択された参照値との一致の程度と定義されており，真度と精度に分けられる．**真度**（trueness）とは真値に近いことを意味し，**精度**（precision）は偶然誤差（バラツキ，random error）の大きさを意味する．バラツキのあるデータから，数値の性質や規則性を見いだすには，統計学が用いられる．ここでは，生体計測で用いられる主なデータの解析方法を，いくつか取り上げる．

(1) 勾配法，面積法

バイオセンサの検出信号は，図8.12(a) に示すように時間的な変化を示すことが多い．一般的にはその最大値を求めるが，環境などからの外乱を小さく抑えることができるのであれば，図8.12(b) に示すように時間的勾配が最大値に比例することを利用

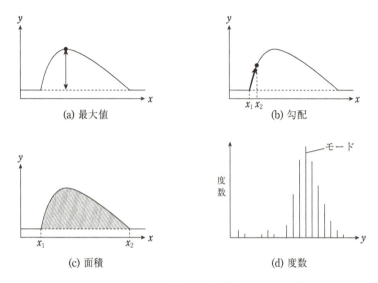

図 8.12 センサの精度や応答性を向上する手法

し,迅速に結果を求めることができる(勾配法).逆に,図8.12(c)に示すように反応曲線下面積を積分すれば,外乱による結果のバラツキを小さくすることができる(面積法).

化学分析では,同じ測定を繰り返し行い,それらの平均値を採用することが多く,二重測定(duplicate assay)が一般的である.ただし,検出限界に近い低濃度領域で用いるとき,頻度分布が正規分布から外れたデータが出ることがある.この場合には,平均値よりもむしろ図8.12(d)に示すようにモード(最頻値,mode)を採用した方が安定した結果が得られることがある.

(2) 検量線(calibration curve)

検量線は,物質の量や濃度などを求めるために用いられる基本となるものである.検量線は,あらかじめ絶対値がわかっている標準検体と,それに対する測定データとの間の関係を,**回帰分析**(regression analysis)で求めて線形近似式(回帰直線)で表したものである.回帰直線の y 切片を a,傾きを b とすると,これらは**最小二乗法**(least squares method)で求めることができ,次式で示される.

$$b = \frac{偏差積和}{偏差平方和} = \frac{S_{xy}}{S_{xx}} = \frac{\sum(x_i - \bar{x})(y_i - \bar{y})}{\sum(x_i - \bar{x})^2} \tag{8.5}$$

$$a = \bar{y} - b\bar{x} = \frac{1}{n}\left(\sum y_i - b\sum x_i\right) \tag{8.6}$$

ここで，x_i は i 番目の x の値，y_i は i 番目の y の値，$\bar{x}$ は x の平均値，$\bar{y}$ は y の平均値である．関数 x を説明変数，関数 y を目的変数といい，説明変数 x が原因であり，目的変数 y が説明すべき目的(結果)である．回帰分析では説明変数 x を基準として目的変数 y を関係づけており，両者の関係の強さは y 方向の誤差の大きさによって判断されるが，x 方向の誤差については考慮しない．なお，指数関数などで曲線近似する場合もある．

(3) 受信者操作特性(receiver operating characteristic, ROC)

ROC は，観測された変数(信号)から，ある事象の存在を判定する際の特性やしきい値を示す方法である．1950年代に米国のレーダの測定能力の評価から生まれ，1970年代から医療における診断能力の評価に使われるようになった．疾患の検査において，疾患と判定される場合を**陽性**(positive)，健常と判定される場合を**陰性**(negative)という．例えば，血糖値などのある変数(特性)の値から判定しようとするとき，以下の4通りの結果が出る可能性がある．

真陽性(true positive, TP)：疾患があって，検査で陽性となる患者
真陰性(true negative, TN)：疾患がなく，検査で陰性となる健常者
偽陽性(false positive, FP)：疾患でないのに，検査で陽性となる健常者(第1種の過誤)
偽陰性(false negative, FN)：疾患があるのに，検査で陰性となる患者(第2種の過誤)

偽陽性，偽陰性ともに判定ミスである．疾患の検査は疾患を見逃さないのが目的であることを考えると，偽陽性はその後の精密検査でカバーできるのに対して，偽陰性は検査の信頼度を著しく低下させる．陽性のものを正しく陽性と判定する確率を**感度**(sensitivity)，陰性のものを正しく陰性と判定する確率を**特異度**(specificity)という．感度(真陽性率)と特異度(真陰性率)は次式で表される．

$$\text{感度} = \text{真陽性率} = \frac{\text{TP}}{\text{TP} + \text{FN}} \tag{8.7}$$

$$\text{特異度} = \text{真陰性率} = \frac{\text{TN}}{\text{TN} + \text{FP}} \tag{8.8}$$

そして，感度を縦軸に，1−特異度(false positive ratio)を横軸にとったものが ROC である．図 8.13 に示すように，ROC は直線 I (太線)と直線 III で挟まれる範囲をとる．健常者と患者の頻度分布が完全に分離できるしきい値をもつのが理想であり，その場合は直線 I で示される．逆に，健常者と患者の頻度分布が完全に一致する場合は直線 III で示され，この変数では判定できないことになる．

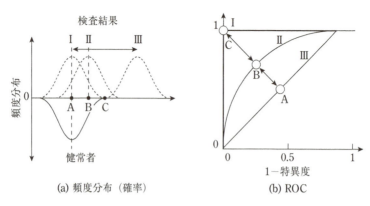

図8.13 受信者操作特性(ROC)の原理
図 (a) と (b) の点 A, B, C を比較する.

8.5.2 生体計測と診療

　センサによる測定結果を診療などに生かすには,絶対値が何を意味するのかという判断の基準(尺度)が,エビデンスに基づいて示されなければならない.また,センサによる測定結果の意味づけがなされ,診療に有用でなければならない.それには,膨大な情報の整理や分析を行って,心身状態と尺度との関係性を示す判断基準を構築し

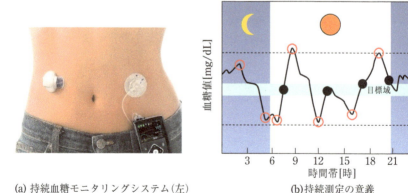

(a) 持続血糖モニタリングシステム(左)とインスリンポンプ(右)(ミニメド620Gシステム,日本メドトロニック㈱)

(b) 持続測定の意義

図8.14 血糖センサとインスリンポンプから構成される人工すい臓

ていく必要がある．計測は，単にある量で数値化・定量化するだけでなく，注目している現象と測定結果との関連性を示す尺度を提案し，それをもとに課題を解決するシステム開発を意味しているのである．

　血糖測定を例にあげて，生体計測と診療の関係を考えてみよう．血液中のグルコース濃度（血糖値）が異常に高い状態である糖尿病では，血糖値を良好な状態に維持するために自己血糖測定（self-monitoring of blood glucose, SMBG）用の小型の血糖センサを携帯し，日々自らの血液を採取して血糖値を測定することによって，運動量，食事制限やインスリン投与量の決定に利用することが不可欠となっている患者が多い．しかし，採血式（観血式）の SMBG では測定の頻度が限られるため，数回の測定により1日の血糖変動を大まかに把握しているにすぎなかった．また，測定時点で血糖値が上昇傾向にあるのか，下降傾向にあるのかを推定することはきわめて困難であった．そこで，腹部などの皮下組織に細い針型のセンサを装着し，継続的に血糖値を測定できる機器が実用化されている．図8.14(a) には，持続インスリン皮下注入療法に用い

コーヒーブレイク　がんの診断と仮説

　約30年にわたって日本人の死因トップであるがん．日本人の2人に1人が生涯に1度はがんを患い，3人に1人ががんで亡くなる時代である．その効果的な対策の1つが，超早期の段階でがんの芽を摘んでしまうこと．それには，従来の診断技術では見つけられなかった小さながんを発見したり，非侵襲的に日常生活の中で簡便に検査できる方法が必要となる．例えば，1滴の唾液からがんの兆候をとらえて超早期発見，診断と治療につなげる技術開発が活発になってきた．新エネルギー・産業技術総合開発機構（NEDO）と国立がん研究センターらによる血液のマイクロRNA測定技術，九州大学の線虫の嗅覚による尿分析技術，信州大学らによる唾液のサイトカイン測定技術などである．

　がん研究史において，1935年に単一の化学物質でがん細胞を作製した研究成果を発表し，実験腫瘍学の新たな扉を開いた吉田富三がいる．私も恩師から「研究とは仮説の検証である」と教えられたが，吉田は作業仮説についてこう語っている．「仮説はいくつかの実験事実を生み，その事実が，逆に仮説を批判する．仮説はいくらか修正され，限定される．このダイナミックな動き，つまりバランスを求める動きが，進歩というものだと思います．」（『私伝・吉田富三　癌細胞はこう語った』，吉田直哉，文芸春秋（1992））．わかるということ，その広がりと深度は，科学者にとって常に魅力を投げかけ，同時にその限界を問いかけている．

られる持続血糖モニタリングシステム（日本メドトロニック㈱，ミニメド620Gシステム）を示した．持続血糖測定では，図8.14(b)に示すようにSMBGの値からはまったく予想できない就寝中の低血糖や食事前後の急上昇や急降下の存在が明らかになることがある．また，その情報をインスリンポンプの投与量の制御に用いれば，あたかも人工すい臓と同じような機能を期待することもできる．このように，病気の性質をよく理解して，必要とされる情報を提供できるよう，生体センサも進歩し続けている．

[参考文献]
1) 久保田博南（著），バイタルサインモニタ入門，秀潤社（2000）
2) 日本規格協会，測定方法及び測定結果の精確さ（真度及び精度），JIS Z 8402-1（1999），第1部
3) 諸貫信行（著），微細構造から考える表面機能，森北出版（2011）
4) 三原久和，小畠英理，馬場嘉信（編），ナノバイオ計測の実際，講談社（2007）
5) 馬場宣良，岡本博司，山名昌男，小野幸子（著），エレクトロケミストリー，産業図書（1999）
6) 日本機械学会（編），機械工学便覧 デザイン編 $\beta 8$：生体工学，丸善（2007）

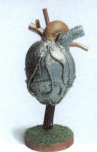

第9章 材料力学的アプローチ

　第3章において,生体硬組織,生体軟組織および細胞の材料力学的取り扱いについて解説した.生体組織・細胞の力学特性を知ることは生体システムの深い理解においてたいへん重要である.本章では,生体特有の力学特性の知識を活用した動脈硬化症(atherosclerosis),変形性関節症(osteoarthritis)などの病態原因の解明,および人工生体材料(artificial biomaterial)の開発など生体医工学分野への応用展開の現状について解説する.

> **第9章のポイント**
> ・生体組織・細胞の力学特性と疾患に関する応用研究について理解しよう.
> ・生体材料の種類と力学的適合性について理解しよう.

9.1 生体の力学特性と疾患の関係

9.1.1 生体組織の力学特性と疾患

　現在,我が国の三大死因として悪性新生物(がん)に次いで心疾患,脳血管疾患があげられる.後二者の疾患は,それぞれ冠動脈,脳動脈における血管狭窄(artery stenosis)が主な原因であり,動脈硬化症に起因する場合が多い.血管狭窄とは血管の内腔面が狭くなりやがて血流が阻害されてしまう疾患である(図9.1(a)).動脈硬化症は,狭窄以外にも胸部大動脈や腹部大動脈における大動脈瘤(aortic aneurysm)の原因となるなど多くの血管において重篤な疾患を引き起こす典型的な現代病である.動脈瘤とは動脈の一部が瘤状に膨らんだもので,瘤径が拡大すると動脈壁の破裂に至る(図9.1(b)).特に,大動脈瘤の破裂を理解するには,病変部の力学特性を詳細に把握する必要がある.また,クオリティ・オブ・ライフ(Quality of Life, QOL)を著しく低下させる疾患として,関節の代表的疾患である変形性膝関節症があげられる.図9.2に示すように,変形性膝関節症では症状の進行にともない関節裂隙が狭小化する.関節軟骨は擦り減り骨が露出し,骨棘が形成されるなど関節は変形する.可動域が狭まるうえ,大きな痛みをともない歩行や運動に大きな影響を与える.すなわち,関節軟骨の機能である潤滑と衝撃吸収機能が失われるのである.国内の患者数は約1,000万人と推定されて

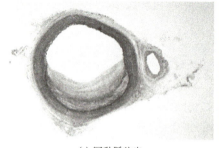
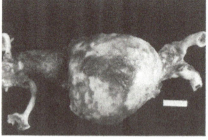

(a) 冠動脈狭窄　　　　　　(b) 腹部大動脈瘤

図 9.1　冠動脈狭窄と腹部大動脈瘤
[M. D. Silver, A. I. Gotlieb, F. J. Schoen (編), *Cardiovascular Pathology*, 3rd Edition, Churchill Livingstone (2001), Fig. 4-7, Fig. 4-28]

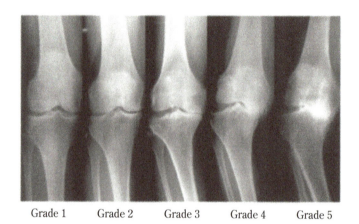

Grade 1　　Grade 2　　Grade 3　　Grade 4　　Grade 5

図 9.2　変形性膝関節症の進行にともなう関節軟骨の厚みの変化
Grade 1 から Grade 5 に向かって症状は重篤化する．
[越智隆弘(編), 膝関節・大腿 17 (最新整形外科学大系), 中山書店 (2006), p.219, 図 2]

いる．ここでは，生体組織の力学特性計測が病態原因の解明へどのように役立つのかについて，動脈硬化症および変形性膝関節症を例として説明する．

はじめに，動脈硬化症について取り上げる．3.4 節で述べたように，血管は内膜，中膜および外膜から構成され，構成細胞として内皮細胞，平滑筋細胞，線維芽細胞が存在するほか，タンパク質成分としてコラーゲンやエラスチンが含まれる．動脈硬化症は，コレステロールや中性脂肪の多い食事，運動不足，喫煙，飲酒，ストレスなどの生活習慣により発生・進展するといわれている．図 9.3 に動脈硬化症の初期段階とプラークの形成の様子を示す．低比重リポタンパク質 (low density lipoprotein, LDL) が

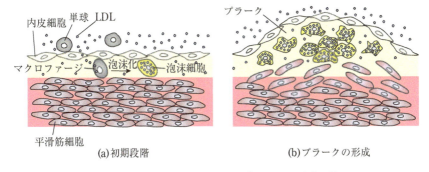

図9.3　動脈硬化症の初期段階とプラークの形成の様子

血管壁内に取り込まれ蓄積される過程で，白血球の一種である単球(monocyte)が内皮細胞の表面に付着し回転・移動しながら細胞間隙から壁内に浸潤する．単球はマクロファージ化し，酸化LDLを貪食して泡沫細胞となる．一方，平滑筋細胞は内膜下へ遊走し過剰にタンパク質成分を産生する．このように病変部は拡大してプラークを形成し，最終的には粥腫(アテローマ，atheroma)と呼ばれる蓄積物となる．この疾患はアテローム性動脈硬化症(粥状動脈硬化症)とも呼ばれる．

動脈硬化症の発生・進展は自覚症状がないため，CT血管造影法(computed tomography angiography, CTA)などの血管造影検査などで早期の発見が求められる．一方で，疾患の進行にともない血管の力学特性が変化することが知られており，力学特性計測により疾患の進行状態を診断することができる．多くの研究報告において動脈硬化症血管の弾性係数は増加しているが，いくつかの研究報告では減少傾向を示している．この差異は，計測技術に依存する計測領域の大きさの違いや動脈硬化症の進行にともなう力学特性の変化が一定ではないことに起因すると考えられる．動脈硬化血管の力学特性は，計測領域と疾患の進行状態を把握して解釈する必要があるといえる．

動脈硬化症は血管の曲がり部や分岐部に好発することが知られている(図9.4)．これらの部位では，血流動態の特徴からLDLが内壁に沈着しやすいほか，流体力と血管内皮細胞の力学応答の関係から動脈硬化症を引き起こしやすいことが示唆されており，1970年代頃から数多くの研究が行われている．さて，3.3.2節で紹介したピペット吸引試験では，内径数百μm程度のガラスのピペットを血管壁内腔面に接触させて吸引するため，接触部位近傍のピペット径相当の局所的な弾性係数を推定することができる．ヤング率は別途実施する有限要素法解析による吸引圧力−吸引変形量の関係と実験による同様の関係を比較することにより逆解析的に推定する．日本白色家兎(ウサギ)にコレステロール食を28週にわたり与え動脈硬化症を発症させ，血管を摘出後，

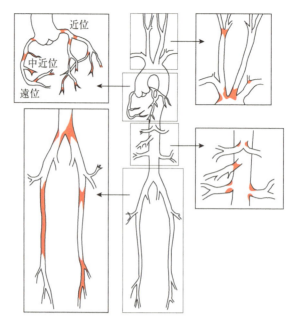

図9.4 動脈硬化症の好発する曲がり部や分岐部
[M. E. DeBarkey *et al.*, *Annals Surg.*, **201**, 115−131 (1985)より一部改変]

　ピペット吸引試験を行った実験では，動脈硬化症血管の弾性係数は8週目に一旦減少するが，その後，28週目まで増加していくことが示された(図9.5)．図中，P値とは統計的有意差を判定するための値であり，5％の有意水準以下($P < 0.05$)の場合，統計的に有意であるとする．アザン・マロリー染色を施した正常血管および24週目の動脈硬化症血管の断面の組織像を図9.6(a) および図9.6(b) にそれぞれ示す．正常血管では内壁側から外壁側に至るまで平滑筋細胞，コラーゲンが規則的に配列しているのに対し，動脈硬化症血管では内壁近傍にプラークによる肥厚部が形成されている．動脈硬化症血管のヤング率の変化はこうした組織像の変化と密接に関連していることが示唆される．

　実際の動脈硬化症の診断においては，血管造影法によるプラークの有無に関する検査と血管の硬化度を調べる検査がある．血管の硬化度に関する非侵襲的計測方法として脈波検査や超音波検査が行われているが，前述したように動脈硬化症は局所的に進行するため，病変部局所の硬さを選択的に計測できる技術が開発されれば動脈硬化症の発生・進展についてより深い理解とよりよい診断技術につながることが期待される．

　続いて，変形性膝関節症について説明する．変形性膝関節症の成因として，加齢，

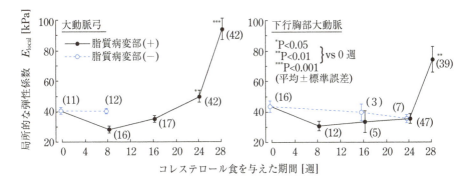

図9.5 コレステロール食を負荷した日本白色家兎の動脈硬化症血管のヤング率の変化[4)]
カッコ内の数字は計測数を表す．

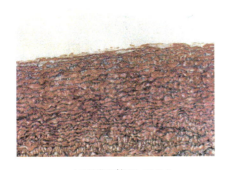 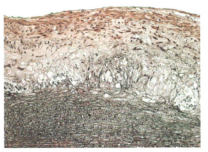

(a)正常血管(41.2 kPa) 　　(b)動脈硬化症血管(112.8 kPa)

図9.6 アザン・マロリー染色による血管壁断面の組織像[4)]
平滑筋細胞は赤く，コラーゲンは青く染色される．カッコ内の数値はヤング率．

肥満，筋肉の衰え，運動による膝への過度な負担などがある．図9.7に示すように，症状が進行すると軟骨の厚さは減少し，関節裂隙の狭小化，骨表面の露出，骨棘の形成などに至る．軟骨厚さの減少の原因として，軟骨細胞(chondrocyte，コンドロサイト)の力学応答性の寄与が考えられる(詳細は9.1.2節で述べる)．実際に変形性膝関節症の進行にともない軟骨の力学特性が変化することが報告されている．関節置換手術時に得られたヒト膝関節軟骨から試料を切り出し，2枚のステンレス鋼で挟んで単軸圧縮試験を行った結果，症状の進行度(ICRS (International Cartilage Repair Society) Grade：Grade 0は正常な軟骨，Grade 4は軟骨が擦り減り軟骨下骨が露出した状態．Gradeが大きくなるにつれて症状は重篤化)が上がるのにともないヤング率は有意に減少した(図9.8)．染色色素サフラニンOを用いて組織像を観察すると，症状の進行

9.1 生体の力学特性と疾患の関係　　**161**

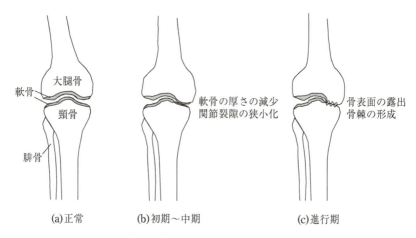

図9.7 変形性膝関節症の進行にともなう軟骨の厚さの減少

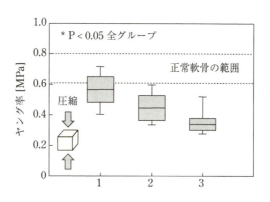

図9.8 変形性膝関節症の進行にともなうヤング率の変化
[R. U. Kleemann *et al.*, *Osteoarthritis Cartilage*, **13**, 958−963 (2005) より一部改変]

にともない軟骨組織は薄くなり構造的にも破壊されている様子がわかる（図9.9）．このように，関節軟骨の力学特性は変形性膝関節症の進行状態にともない変化することから病理状態を診断するバイオマーカーになりうると考えられる．

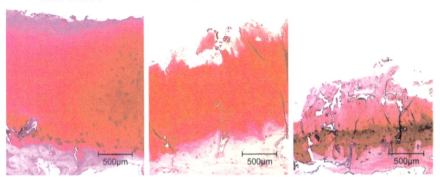

図9.9 サフラニン O 染色による変形性膝関節症軟骨内の組織像
軟骨組織は赤く染色される.
[R. U. Kleemann *et al.*, *Osteoarthritis Cartilage*, **13**, 958−963 (2005) より一部改変]

コーヒーブレイク　血液型は性格診断のバイオマーカー？

　血液中のタンパク質など（バイオマーカーという）を検査することで組織や臓器の疾患を特定することができる．さて，ABO 式血液型では赤血球の表面に発現している A 抗原，B 抗原によって A 型，B 型，O 型，AB 型に分類される．我が国ではこの血液型によって性格診断なるものがあるが，およそ世界では日本と韓国や台湾など限られた地域でしか見られない．はたして，抗原の違いにより赤血球の粘弾性特性が変わり血液粘度に影響を与え，これが血液動態を変化させた結果，脳細胞に供給される酸素量や栄養分が変わる，ひいては思考が変わる，のような仮説が成り立つのか．アメリカ人の気象学者のエドワード・ローレンツ（Edward Lorenz）に由来するバタフライ効果なるものがあるのか．もちろん科学的正当な根拠に基づくものではないが，さて，生体工学的思考訓練として考えてみてはいかがであろうか．

9.1.2 細胞の力学特性と疾患

　生体組織を形成・維持している基本構造単位は細胞であるため，疾患原因は細胞機能の変化に深く関与している場合が多い．表9.1に示すように，細胞はさまざまな疾患に関与している．生体内においてあらゆる組織・細胞はその部位特有の力学環境にさらされている．例えば，血管内皮細胞は血流や血管の収縮・弛緩にともなう力学刺激を常に受けている．また，膝関節の軟骨細胞は身体運動にともなう力学刺激を常に受けている．力学信号は細胞内に入るとメカノトランスダクション機構により生化学信号へと変換され，細胞機能の発現・維持へと至る．すなわち，細胞の力学特性は力学刺激に対する感度，力学信号を生化学信号へと変換する経路，速度あるいは効率などにおいて大きく寄与することが推察される．このように，細胞の機能は力学環境によって大きく修飾を受けることから，生理的力学環境を逸脱した(非生理的な)力学刺激が細胞に負荷され続けた場合，タンパク質の合成，生理活性物質の産生などの細胞機能が変化し組織の形成・維持が破綻するのである．動脈硬化症の発生には血管内皮細胞の機能が，変形性膝関節症の発生には軟骨細胞の機能が深く関わっている．ここでは，9.1.1節で述べた組織スケールの取り扱いから細胞スケールの取り扱いに目を移し，病態原因の解明を目指した細胞の力学特性計測について，動脈硬化症および変形

表9.1　細胞の種類とその部位に対応する疾患

[日経サイエンス2003年6月号「特集：人体をつくる―再生医療の挑戦」より一部改変]

細胞の種類	対応する疾患
ドーパミン産生ニューロン	パーキンソン病
運動ニューロン	脊髄損傷
心筋細胞	心筋梗塞，心筋症
グリア細胞	脱髄疾患
インスリン細胞	糖尿病
肝細胞	肝代謝障害，肝硬変
血管内皮細胞	動脈硬化症
骨細胞，破骨細胞	骨腫瘍，外傷による骨欠損，骨粗鬆症
軟骨細胞	変形性関節症
筋芽細胞	筋ジストロフィー症
血液幹細胞	白血病
表皮細胞	熱傷などによる皮膚欠損

性膝関節症を例にあげて説明する．さらに近年，細胞バイオメカニクス研究に応用されているバイオ MEMS 技術の紹介として，マラリア疾患の検査技術に関する開発例について説明する．MEMS 技術とは，半導体分野でセンサ，アクチュエータおよびマイクロ構造物を作製するために発展してきた微細加工技術であり，バイオ MEMS とはその技術をバイオへ応用する学問分野である．

血管の全長は 10 万 km にも及んでおり，その内腔面は単層の血管内皮細胞で隙間なく覆われている．内皮細胞は，生体のホメオスタシス（恒常性）を維持するためのさまざまな生理活性物質の産生，循環器系の調節や血小板の粘着・凝集の調節などの重要な機能を有しており，血管の生理・病理と密接に関わっている．図 9.10(a) に示すように，内皮細胞はその存在位置の特異性により，動的には血流によるせん断応力，血圧および血管の収縮・弛緩による円周方向応力といった複雑な力学環境下に常にさらされているため，内皮細胞の力学応答性とアテローム性動脈硬化症との関連性が指摘されている．特に，局所的な血流動態にともない内皮細胞の形態が異なることが知られているため，血流によるせん断応力と内皮細胞の形態および機能変化といった観点から盛んに研究が行われてきた．詳細は成書に譲るがメカノトランスダクション経路の 1 つとして，図 9.10(b) に示すように，せん断応力は細胞骨格を通して，焦点接着斑（細胞と細胞外基質間の接着部位）や細胞間結合部位（細胞と細胞間の接着部位）に伝達され，各種会合タンパク質の活性化を引き起こしていると考えられている．すなわち，血流動態の差異が内皮細胞の機能変化を引き起こし動脈硬化症へと進むのである．実際に，培養内皮細胞に対して流れによるせん断応力を負荷すると，細胞は流れの方向に伸長・配向することが知られている．せん断応力は内皮細胞の形態を変化させると同時にアクチンフィラメント構造の変化も引き起こす．流れ負荷前後のウシ大動脈由来培養内皮細胞において，蛍光色素ローダミン・ファロイジンを用いてアクチンフィラメントを染色し，共焦点レーザ顕微鏡下で観察した様子を図 9.11 に示す．流れ負荷前における内皮細胞（コントロール細胞）は敷石状の形状を呈しており細胞周囲にアクチンフィラメントの太い束であるデンスペリフェラルバンドが存在するが，細胞中央部には組織化された構造は見られない．流れせん断応力 2 Pa，24 時間にわたる流れ負荷後は，細胞は流れの方向にアクチンフィラメントの太い束であるストレスファイバーを発達させ紡錘形を呈している．内皮細胞に流れせん断応力 1 Pa，3 Pa および 8.5 Pa を 24 時間にわたって負荷し，3.5.2 節で紹介したマイクロピペット吸引法を用いて内皮細胞のヤング率を測定した結果，流れを負荷すると内皮細胞のヤング率はせん断応力の大きさに依存して有意に増加した（図 9.12）．このヤング率の増加は図 9.11 で見られるアクチンフィラメント構造の発達が寄与していることが示唆される．このように内皮細胞の力学特性と骨格構造の間には密接な関係が見られるため，構造観察技術

に加えて力学特性計測技術を導入することで内皮細胞のメカノトランスダクション機構をより深く理解することができ，動脈硬化症の発生メカニズムの解明を進めること

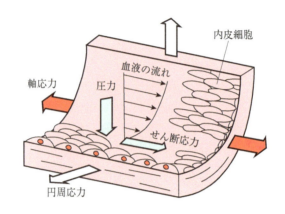

(a) 血管内皮細胞に負荷される力学刺激

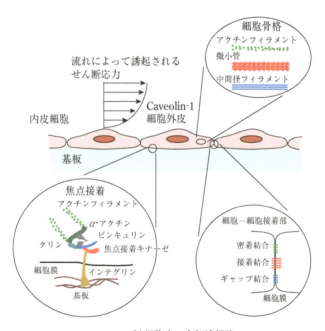

(b) 細胞内の力伝達経路
せん断応力による力学信号は細胞骨格を通して，焦点接着斑，細胞間結合部位に伝わる．

図9.10　血管内皮細胞に負荷される力学刺激と細胞内の力伝達経路[7]

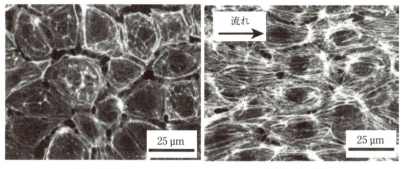

(a)流れ負荷前 (b)流れ負荷後

図9.11 流れ負荷血管内皮細胞のアクチンフィラメントの蛍光像
[片岡則之,佐藤正明,日本機械学会論文集B編, **64**, 1801-1808(1998)より一部改変]

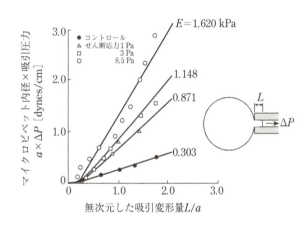

図9.12 マイクロピペット吸引法による流れ負荷血管内皮細胞のヤング率
aはマイクロピペット内径,Lは吸引変形量,ΔPは吸引圧力.グラフ右側の数値はヤング率.
[M. Sato et al., *Arterioscler. Thromb. Vasc. Biol.*, **7**, 276-286(1987)より一部改変]

ができる.
続いて,関節内に存在する軟骨細胞を取り上げる.図9.13に示すように,軟骨細胞は軟骨表層部から下層部に向かって不均質に分布している.表層部では単独で存在し,楕円形を呈し軟骨表面に対して平行に配向しているのに対し,下層部に向かうのにともない丸い形状に変わり複数で集まって存在しているなど特徴的な分布・形態様式を示す.軟骨には血管が存在しないため軟骨細胞は低酸素下にさらされている.また,神経やリンパ管もなく栄養は関節液から供給される.軟骨細胞は,主にコラーゲンと

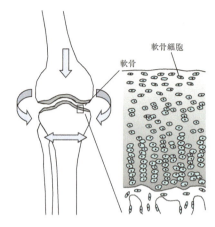

図 9.13　関節軟骨細胞に負荷される力学刺激

プロテオグリカンなどのタンパク質を産生し軟骨基質の形成・維持を行っている．軟骨細胞の代謝能は物理刺激によって影響を受けることが知られている．軟骨細胞は身体運動により主として圧縮応力，せん断応力といった複雑な力学刺激に常にさらされているが，非生理的な力学刺激が軟骨細胞に負荷され続けた場合，軟骨細胞の代謝能が低下し，軟骨組織の形成・維持が破綻するのである．正常なヒト膝関節から得られた軟骨細胞と変形性膝関節症患者の関節から得られた細胞に対して，マイクロピペット吸引法による力学特性計測を行った結果，正常軟骨細胞と変形性膝関節症の軟骨細胞のヤング率に有意な差は見られなかったが[10]，吸引圧力負荷後の吸引変形量の経時変化を観察したところ両者のグラフに差が見られた（図 9.14）．このグラフに三要素の標準線形固体モデルを適用し，次式により粘弾性係数を求めた．

$$L = \frac{\Phi(\eta) a\, \Delta P}{\pi k_1}\left(1 - \frac{k_2}{k_1 + k_2} e^{-t/\tau}\right) \tag{9.1}$$

$$\tau = \frac{\mu(k_1 + k_2)}{k_1 k_2} \tag{9.2}$$

ここで，L は吸引変形量，ΔP はマイクロピペット内の吸引圧力，a はマイクロピペットの内径，$\Phi(\eta)$ は $\eta = (b-a)/a$ に依存するマイクロピペットの形状関数（b はマイクロピペットの外径），t は時間，τ は時定数，K_1 は平衡弾性率，$K_1 + K_2$ は瞬間ずり弾性率，μ は粘性係数である．表 9.2 に示すように，変形性膝関節症の軟骨細胞の粘弾性係数は正常軟骨細胞の粘弾性係数と比較して有意に高いことがわかる．このような力学特性の違いが，軟骨細胞のメカノトランスダクション機構において力学信号-生化学信号の変換に差異を生じさせ，結果として軟骨組織の形成・維持に影響を与える

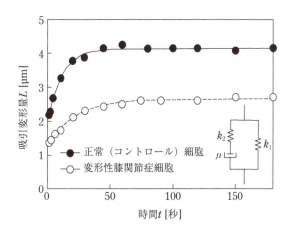

図9.14 マイクロピペット吸引法による変形性膝関節症軟骨細胞の吸引変形の時間変化
[W. R. Trickey *et al.*, *J. Orthop. Res.*, **18**, 891-898 (2000) より一部改変]

ことが考えられる.

次に,バイオ MEMS 技術によるマラリアに感染した赤血球の力学特性計測について紹介する.マラリアとは,東南・南アジア,オセアニアや中南米などに多く発生し,蚊が媒介するマラリア原虫の感染によって引き起こされる熱病である.感染後10日前後で発熱が見られ,マラリア原虫の種類によっては腎臓障害や脳障害を引き起こし重症化することもある.マラリア原虫は赤血球に寄生し破壊する.このとき,赤血球の硬化が起こることが指摘されているため,赤血球の硬化度を計測することはマラリア感染の検査技術として有効である.マラリア赤血球の疾病状態とマイクロピペット

表9.2 マイクロピペット吸引法による正常軟骨細胞と変形性膝関節症軟骨細胞の粘弾性特性
カッコ内の数字は細胞数を表す.
[W. R. Trickey *et al.*, *J. Orthop. Res.*, **18**, 891-898 (2000) より一部改変]

	正常軟骨細胞 ($n = 47$)	変形性膝関節症軟骨細胞 ($n = 50$)
k_1 [kPa]	0.24 ± 0.11	0.33 ± 0.23
k_2 [kPa]	0.16 ± 0.08	0.30 ± 0.36
$k_1 + k_2$ [kPa]	0.41 ± 0.17	0.63 ± 0.51
t [s]	33 ± 20	43 ± 34
m [kPa·s]	3.0 ± 1.8	5.8 ± 6.5

吸引法による吸引変形の様子を図9.15に示す．正常な赤血球においては両凹型の形態をしているが疾病の進行にともない球状に変化している様子がわかる．同じ吸引圧力に対し，正常な赤血球では大きな変形が見られるが，疾病が進行すると変形は小さくなり硬化していることがわかる．これはマラリア原虫の寄生により赤血球膜の分子構造が変化したためと考えられる．さらに，マラリア感染の診断技術への応用として，マイクロフルイディクス技術（microfluidic technology）により作製した赤血球の硬さ計測用マイクロ流体デバイスが提案されている（図9.16）．このデバイスは1つの流路入口と3つの流路出口が幅15 μm，高さ10 μm の微小流路でつながれたデザインを有する（図9.16(a), (b)）．作製した実際のデバイスが図9.16(c) である．流路入口において正常な赤血球とマラリア赤血球がランダムに混ざり合った状態から，微小流路内を流れていくと細胞の力学特性の違いによる細胞分離が引き起こされる．すなわち，硬いマラリア赤血球は両側の壁に沿って流れる一方，軟らかい正常な赤血球は流路中央に沿って流れるため，マラリア赤血球の分離・検出が可能である．この力学特性の差異に基づくユニークな検出原理は生体内の血流動態にヒントを得ている．直径が300 μm 程度以下の血管において，白血球よりも小さく軟らかい赤血球は血管壁近傍を流れる場合，壁近傍から管軸に向かうずり速度の違いによって回転運動をしながら管軸

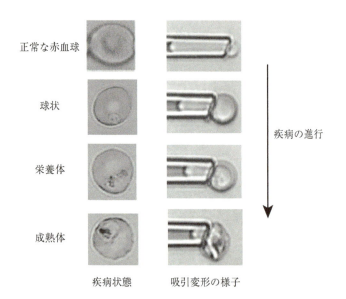

図9.15　マイクロピペット吸引法によるマラリア赤血球の力学特性計測
[C. T. Lim *et al.*, *J. Biomech.*, **39**, 195－216（2006）より一部改変]

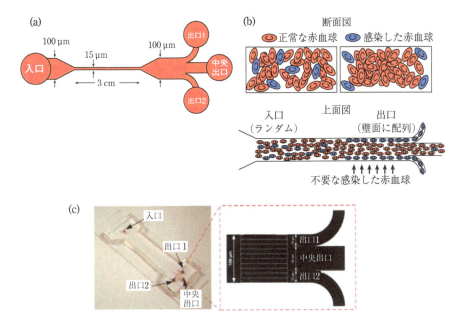

図9.16　マイクロフルイディクス技術を用いたマラリア赤血球の硬さ計測デバイス
［H. W. Hou *et al.*, *Lab Chip*, **10**, 2605–2613 (2010) より一部改変］

へと移動する軸集中（axial accumulation）という現象を示す（5.2.3節にも記載）．このとき，赤血球よりも大きく硬い白血球は赤血球との衝突により壁近傍に押しやられる（leukocyte margination）．このようにマイクロ流体デバイスを利用することで細胞の力学特性計測をハイスループット（high throughput，高処理）に行うことができる．

コーヒーブレイク　細胞の寿命

　細胞にはプログラムされた積極的な死が備わっており，これはアポトーシス（apoptosis）と呼ばれる．すなわち，細胞は分裂・増殖を繰り返しながらやがて寿命を迎える．脳の神経細胞や心筋細胞は細胞分裂せず（最近の研究では脳細胞は細胞分裂して再生するとも言われている）例外的にアポトーシスが存在しないが，それ以外の細胞には細胞腫によって寿命はさまざまである．例えば，消化管の上皮細胞は1日，赤血球は120日，骨細胞は数年〜十数年などである．つまり，体の構成要素は数年単位ではほとんどが入れ替わることになる．小説的に言うと，数年前の自分は今の自分とは違う，は学術的に言えば当たるとも遠からず，であろうか．

9.2　人工生体材料の開発

　今日直面している超高齢化社会における医療および福祉技術の進歩には目覚ましいものがある．一方，食の多様化や飲酒・喫煙などによるがんや動脈硬化症など各種疾病の重篤度は深刻化している．また，交通事故などによる傷害の形態も複雑多様化してきている．このようにさまざまな疾病や傷害において，従来の薬剤療法では自己治癒が期待できない場合，回復が困難である病的な組織・器官を**生体材料**（biomaterial）で置き換える，あるいは欠損した組織・器官を生体材料で修復，置換し形態と機能を回復させる治療法が近年盛んに行われている．

　生体材料は生体内で長期間使用されるため，その形態を保持し機能目的を果たすのはもちろんのこと，周囲の組織に対する適合性を示すことがきわめて重要である．すなわち，生体材料の設計においては生物学的視点から生体適合性を，材料力学的視点から力学的適合性を総合的に評価し，信頼性・安全性を確保しなければならない．ここでは，生体材料の種類を概観するとともに生体材料の開発における材料力学的視点について解説する．生体材料の詳細については，本章の執筆の参考とした成書[14,15,16)]を参照されたい．

9.2.1　生体材料とは

　生体材料とは，用途で大別すると，検査・診断・治療の補助に用いられる手術糸，注射器や，カテーテルなどの医療器具と生体組織の機能を代替する人工組織・器官に用いられる材料の総称である．後者は，疾病や事故により欠損した生体組織を修復，

補綴し，失われた形態，機能を正常に近い状態に回復させるために用いられる．軟組織としては，人工心臓，人工血管，人工皮膚，人工筋肉などがある．硬組織としては，人工歯根，人工骨，人工関節などがある．

　人工材料の医療への応用の歴史は古く，2千年前には鉄製の人工歯が使われていたという．その後，18世紀には象牙製の人工股関節が使用され，20世紀には歯科材料として金属，プラスチックが用いられるようになった．整形外科の領域では17世紀から骨折治療に銅製の治具が用いられてきた．現在では，身体のあらゆる組織において，金属はもとより有機，無機材料を用いた人工材料，人工臓器の研究・開発が精力的に進められている．身体のさまざまな部位において用いられている人工材料と人工臓器を図9.17に示す．このように，医療材料の分野において今日まで新たな材料とそれにともなう技術の開発が脈々と続けられてきた．特に，1990年代に入ると，臓器移植の登場に続いて，再生医療(regenerative medicine)・組織工学(tissue engineering)の発展が期待された．再生医療とは，欠損した生体組織や器官を私たち自身の再生能力を用いて元に戻すという考え方に基づく医療である．組織工学の目指すところは，1つは組織欠損部の治療のために細胞の直接補充による組織形成である．また，人工組織と生体組織を組み合わせることで複雑な生体組織の機能を代替，保持あるいは高めるという目標もある．この場合，細胞増殖・分化の足場となる生体材料の開発が重要である．このように既存の工業材料を流用することに端を発した生体材料の学問領域は，再生医療などの最先端医療へとつながっている．

9.2.2　生体材料の種類

　生体材料には，無機系材料として金属材料，セラミックス材料，および有機系材料として高分子材料などがある．人工骨，人工関節，人工心臓など生体内で長期間使用されるもの，人工皮膚，人工歯，補聴器など生体外環境に触れるもの，注射器，カテーテルなど血液に接触して一時的に用いられるものなど，使用部位・用途に応じて材料の種類は非常に多い．組織工学においては，生体内で分解・吸収される生分解性材料が注目を浴びている．

　金属材料は高強度，高靱性を有し，加工性に優れており，古くから生体材料として利用されてきた．人工骨，人工関節などの生体外科用や，人工歯などの歯科用，人工心臓などの循環器系までさまざまな用途へ幅広く使用されている．現在では，より安全性・信頼性が確保されているステンレス鋼，コバルト・クロム合金，チタン合金などが用いられている．

　セラミックス材料は，強度，耐食性，生体親和性に優れ，無害であり，安定性が高い．本来，セラミックスは材料的に脆いという欠点があったが，近年の技術革新によ

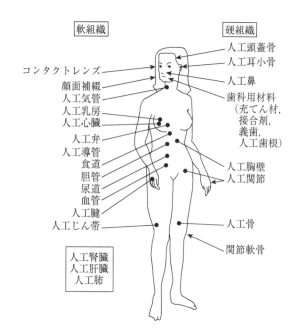

図9.17 実際に用いられているさまざまな人工材料と人工臓器
〔日本機械学会(編),生体材料学,オーム社(1993),図1.1より改変〕

り,高靱性のセラミックスができるようになり歯科用インプラントや整形外科用インプラントとして幅広い領域で実用化が進んでいる.セラミックスの中では,ヒドロキシアパタイト(hydroxyapatite),アルミナ(alumina),ジルコニア(zirconia)がよく使用されている.例えば,ヒドロキシアパタイトは骨と歯の主成分であるリン酸カルシウムの一種であることから骨組織との親和性に優れ,骨と直接的に結合するため,人工関節,骨充填材,骨置換材,人工歯根などに使用される.

　高分子材料には合成高分子材料と天然高分子材料がある.高分子材料は非常に軽量で容易にかつ硬軟自在に成形・加工ができる上,さまざまな物理的・化学的機能をもたせることができる.合成高分子材料としては,シリコン(silicone),ポリ塩化ビニル,ポリエチレン,ポリメチルメタクリレート(PMMA),PET(ポリエチレンテレフタレート)などのポリエステル,ポリテトラフルオロエチレン(テフロン),ポリウレタンなどがある.例えば,シリコンは移植材料として人工関節,人工乳房など外科,形成外科を中心に歴史的にも長く広範囲に利用されている.テフロンは人工血管や人工関節などに用いられているほか,ポリ塩化ビニルはチューブ,カテーテル,輸血バッグなどのディスポーザブル製品に多く利用されている.一方,天然高分子材料として

は，コラーゲン(collagen)，セルロース(cellulose)，キチン(chitin)などが使われている．コラーゲンは皮膚，血管から骨に至る結合組織の構成物質であるため，細胞の足場材料としてポリマー表面のコーティングに用いられるほか，人工皮膚にも使われている．

また組織工学では，生体内で加水分解され，代謝系により吸収・排泄される生分解性材料(biodegradable material)が用いられている．酵素分解型のセルロース，キチンなどの多糖類やコラーゲン，ゼラチンなどのタンパク質，自然分解型のポリアミノ酸，ポリエステルなどがある．

9.2.3 生体材料に求められる生体適合性と力学的適合性

私たちの身体ではホメオスタシスが維持されており，気温・湿度などの生体外環境の変化にかかわらず，体中心で約37°Cの体温，pH約7.3の血液などといった物理化学的条件が常にある一定の範囲内に保持されている．表9.3に示すように，生体内の物理化学的環境と力学的環境は各器官，組織，部位によって局所的に大きく異なっている．異物に対しては敏感に認識し直ちに排除する反応，つまり免疫・炎症・血液凝固などに代表される生体防御機構を有する．このため，生体組織と生体材料の界面における相互作用は重要である．

生体材料に要求される生物学的条件は，生体に対して毒性がないこと，生体が炎症反応を起こさないこと，発がん性，抗原性がないこと，血液凝固や溶血を起こさないこと，生体内で劣化，分解しないことなどである．機械的条件を列挙すると，十分な強度があること，耐疲労，耐摩耗，耐潤滑性に優れていることなどがある．すなわち，生体材料が具備すべき基本的な条件は，医用機能性(medico-functionability)に加えて，生体適合性(biocompatibility)，力学的適合性(biomechanical compatibility)に大別される．

生体組織と生体材料の間の力学的適合性を考える上で，短期的には応力－ひずみの関係における適合性，長期的には疲労などの材料強度学的適合性が重要である．このような問題は絶えず複雑な荷重環境に曝されている関節や口腔内，血液にさらされている心臓血管系など，使用される器官，組織，部位に応じてさまざまである．整形外科領域の場合，人工関節においては摩耗や疲労破壊の問題が重要である．人工心臓血液ポンプの場合，総延長10万kmにも及ぶ血管系の中へ，平均的な成人男性で1日あたり約8トンの血液の拍出と，10万回のポンピングを行っている．骨や筋肉の場合，激しい運動になると最大10～20MPaの荷重が負荷される．このように生体材料を取り巻く力学環境は繰り返し荷重や衝撃荷重といった動的環境にあるため，生体内特有の生化学的環境による腐食と繰り返し応力との相乗作用により著しく疲労強度が低下

表9.3 生体内物理化学的環境と力学的環境
[日本機械学会(編),生体材料学,オーム社(1993),表1.1]

	値	場所
pH	1.0	胃内容物
	4.5〜6.0	尿
	6.8	細胞内
	7.0	細胞間
	7.15〜7.35	血液
P_{O2} [mmHg]	2〜40	細胞間
	40	静脈血
	100	動脈血
	160	大気
P_{CO2} [mmHg]	40	動脈血
温度 [℃]	37	正常体内
	20〜42.5	病気体内
	28	正常皮膚
	0〜45	手足皮膚

	値	組織あるいは活動
力学的応力 [MPa]	0〜4	海綿骨
	0〜4×10	緻密骨
	1〜2×10^{-1}	動脈壁
	0〜2×10^{-2}	心筋
	1〜10	関節内靱帯
	4×10	骨格筋(最大)
	4×10^2	腱(最大)
繰り返し数(年間)	3×10^3	蠕動
	3×10^6	嚥下
	5×10^6〜4×10^7	心筋収縮
	10^5〜10^6	指関節運動
	2×10^6	歩行

する腐食疲労を起こしやすい．このような過酷な環境の中で数年から数十年にわたって形態・機能を故障なく維持しなくてはならない．

最後に，力学的適合性に関する人工血管の研究例を取り上げる．生体血管において狭窄などにより血流が滞ったり阻害された場合，新しい血流を確保するために自身の血管や人工血管を用いて橋渡しをする血管バイパス手術がある．生体血管と人工血管の間で弾性係数が大きく異なる場合，内圧に対する変形量が両血管の間で異なるため吻合部において応力集中が生じる．これをコンプライアンスミスマッチ（compliance mismatch）という．コンプライアンスとはスティフネス（剛性，stiffness）の逆数で軟らかさを指す用語である．さらに，この変形量の差が血流動態に影響を及ぼし，内皮細胞，平滑筋細胞，血小板，マクロファージなどの細胞機能を直接的・間接的に変化させて内膜肥厚に至ることがある．図9.18に生体血管－人工血管吻合部における有限要素法解析の一例を示す．生体血管にDacron社製人工血管を45°の角度で吻合した有限要素モデルを作製し，大変形解析を行った．内圧100 mmHgを負荷したところ，生体血管と人工血管の間で壁内応力に差があるうえ，特に吻合部の縫合箇所には応力集中が見られる．図9.19に示すように，実際に生体血管と人工血管の内圧に対するコンプライアンスは大きく異なる．このように，人工器官を開発する場合には生体器官との力学的適合性を十分に検討しなければならない．

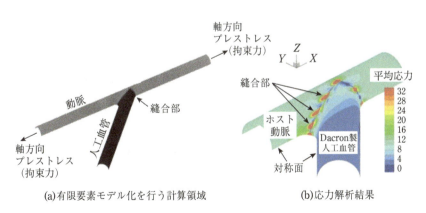

(a)有限要素モデル化を行う計算領域　　(b)応力解析結果

図9.18　生体血管と人工血管吻合部の応力解析
［P. D. Ballyk *et al.*, *J. Biomech.*, **31**, 229－237（1998）より一部改変］

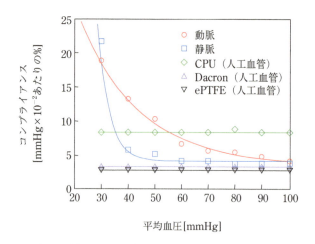

図9.19　内圧に対する生体血管と人工血管のコンプライアンスの違い
[S. Sarkar et al., *Eur. J. Vasc. Endovasc. Surg.*, **31**, 627−636 (2006) より一部改変]

[参考文献]
1) M. D. Silver, A. I. Gotlieb, F. J. Schoen (編), *Cardiovascular Pathology*, 3rd Edition, Churchill Livingstone, New York (2001)
2) 越智隆弘 (編), 膝関節・大腿17 (最新整形外科学大系), 中山書店 (2006)
3) M. E. DeBarkey, G. M. Lawrie, and D. H. Glaeser, Patterns of atherosclerosis and their surgical significance, *Annals Surg.*, **201**, 115−131 (1985)
4) T. Matsumoto, H. Abe, T. Ohashi, Y. Kato, and M. Sato, Local elastic modulus of atherosclerotic lesions of rabbit thoracic aortas measured by pipette aspiration method, *Physiol. Meas.*, **23**, 635−648 (2002)
5) R. U. Kleemann, D. Krocker, A. Cedraro, J. Tuischer, and G. N. Duda, Altered cartilage mechanics and histology in knee osteoarthritis: Relation to clinical assessment (ICRS Grade), *Osteoarthritis Cartilage*, **13**, 958−963 (2005)
6) 日経サイエンス 2003年6月号, 特集：人体をつくる―再生医療の挑戦, 日経サイエンス社 (2003)
7) T. Ohashi, M. Sato (著), R. Dias, A. A. Martins, R. Lima, T. M. Mata (編), *Single and Two-Phase Flows on Chemical and Biomedical Engineering*, Bentham Science Publishers (2012), Chapter 22 Endothelial cell responses to fluid shear stress: From methodology to applications
8) 片岡則之, 佐藤正明, せん断応力負荷の初期過程における培養内皮細胞の形態およびF−アクチンフィラメントの変化, 日本機械学会論文集B編, **64**, 1801−1808 (1998)
9) M. Sato, M. J. Levesque, R. M. Nerem, Micropipette aspiration of cultured bovine aortic endothelial cells exposed to shear stress, *Arterioscler. Thromb. Vasc. Biol.* **7**, 276−286 (1987)

10) W. R. Jones, H. P. Ting-Beall, G. M. Lee, S. S. Kelley, R. M. Hochmuth, and F. Guilak, Alterations in the Young's modulus and volumetric properties of chondrocytes isolated from normal and osteoarthritic human cartilage, *J. Biomech.*, **32**, 119−127 (1999)
11) W. R. Trickey, G. M. Lee, and F. Guilak, Viscoelastic properties of chondrocytes from normal and osteoarthritic human cartilage, *J. Orthop. Res.*, **18**, 891−898 (2000)
12) C. T. Lim, E. H. Zhou, and S. T. Quek, Mechanical models for living cells : A review, *J. Biomech.*, **39**, 195−216 (2006)
13) H. W. Hou, A. A. S. Bhagat, A. G. L. Chong, P. Mao, K. S. W. Tan, J. Han, and C. T. Lim, Deformability based cell margination : A simple microfluidic design for malaria-infected erythrocyte separation, *Lab Chip*, **10**, 2605−2613 (2010)
14) 日本機械学会(編), 生体材料学(バイオメカニクスシリーズ), オーム社(1993)
15) 中林宣男, 石原一彦, 岩崎康彦(著), バイオマテリアル(日本エム・イー学会編 ME 教科書シリーズ), コロナ社(2004)
16) 赤池敏宏(著), 生体機能材料学―人工臓器・組織工学・再生医療の基礎(バイオテクノロジー教科書シリーズ), コロナ社(2005)
17) P. D. Ballyk, C. Walsh, J. Butany, and M. Ojha, Compliance mismatch may promote graft-artery intimal hyperplasia by altering suture-line stresses, *J. Biomech.*, **31**, 229−237 (1998)
18) S. Sarkar, H. J. Salacinski, G. Hamilton, and A. M. Seifalian, The mechanical properties of infrainguinal vascular bypass grafts : Their role in influencing patency (review), *Eur. J. Vasc. Endovasc. Surg.*, **31**, 627−636 (2006)

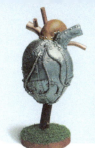

第10章 機械力学的アプローチ

本章では，第4章で学んだ機械力学的アプローチの応用について学ぶ．第4章で学んだとおり，大まかに分類して，逆動力学解析，順動力学解析，そして筋骨格モデルによる筋力の推定のそれぞれに対して，対応する多くの応用研究がなされている．これらの具体例に触れることにより，機械力学的アプローチを応用した生体研究の素養が培われるであろう．

第10章のポイント
- 機械力学的アプローチによる応用研究の全体像を理解しよう．
- 逆動力学解析，順動力学解析，筋力推定，および動作や用具の最適化の各々の研究の具体例について理解しよう．

10.1 応用研究の全体像

図10.1に機械力学的アプローチの応用研究をまとめた．まず逆動力学解析の応用として最も広く行われているのは**歩行解析**（gait analysis）である．これは第4章で述べたように，モーションキャプチャシステムなどにより，身体動作と床反力を計測すれば，下肢の関節トルクなどが容易に求められるからである．また歩行は人間にとって最も基本的な動作であり，応用先も非常に幅広いことも要因の1つである．なお歩行解析全般については例えば文献[1]を参照されたい．また逆動力学解析は，下肢だけでなく上肢動作の解析にも用いられている．この場合，手がコップやハンドルなど，何かを把持している場合が多く，その把持物からの反力が人体に作用することとなる．以上の上肢・下肢の動作解析については，スポーツ競技者あるいは技術者などの特殊な技能をもつ人を対象として，その熟練動作を解析してスキルを解明しようとする研究なども行われている．

次に順動力学解析の応用としては，大きく分けて人体の受動的運動の解析と能動的運動の解析の2種類がある．受動的運動とは，人体に大きな外力が作用して，その外力によって人体が受動的に「運動させられる」場合であり，典型的な例として，転倒時の人間の挙動や，交通事故における衝突時の人間（乗員）の挙動があげられる．これ

```
逆動力学解析の応用
・歩行解析（身体動作と床反力の計測，下肢関節トルクの評価）
・上肢動作解析（把持物からの反力，上肢関節トルクの評価）
・スポーツ・熟練動作の解析（スキルの解明）
```

```
順動力学解析の応用
・人体の受動的運動の解析（外力の結果として生じる人体運動の評価）
   転倒・交通事故時の人体挙動など
・人体の能動的運動の解析（内力の結果として生じる人体運動の評価）
   関節トルク生成モデルとの組み合わせ
```

```
筋骨格モデルによる筋力の推定の応用
・日常動作の解析（対象動作において使われている筋の調査）
・スポーツなどの特殊動作の解析（パフォーマンス向上のための知見獲得）
```

```
その他の応用
・人体動作の最適化（最適化計算との組み合わせ，動作生成）
・用具の最適化（人にとってより使いやすい用具の解明）
```

図10.1　機械力学的アプローチの応用研究

らは現在でも活発に研究されている分野であり，インパクトバイオメカニクスと呼ばれている．インパクトバイオメカニクス全般については文献[2]を参照されたい．また能動的運動は，筋力発揮によって発生する関節トルク，すなわち内力によって人体運動が生じる場合である．よって，どのように関節トルクが発生するかを決めることがキーポイントとなる．

　筋骨格モデルによる筋力の推定は，さまざまな日常動作の解析に応用されている．これらの解析においては，対象動作において使われている筋や，その筋力などが調査される．またスポーツなどの，より特殊な動作の解析も多く行われている．この場合には，パフォーマンス向上のための知見を獲得することが目的となる．

　また，第4章の基礎編では取り上げなかったが，機械力学的アプローチの応用研究として，最適化計算と組み合わせた動作や用具の最適化があげられる．最適化計算とは，多くの試行計算を繰り返すことにより，何らかの目的を満たすパラメータを見つける工学的手法である．この手法を用いれば，目的に適った動作や，人にとってより使いやすい用具などを発見・発明することが可能となる．最適化計算については文献[3]を参照されたい．

　本章では紙面の都合から，上記のすべての内容を紹介することはできないので，そ

れぞれの内容について，典型的な研究の例をいくつか紹介するにとどめたい．しかしそれらの具体例に触れることにより，機械力学的アプローチを応用した生体研究の素養が培われるであろう．

10.2 逆動力学解析の応用

上記のように，逆動力学解析は歩行解析に広く応用されている．しかし，歩行の逆動力学解析はごく一般的であるので，それ自体では研究として成立することは少ない．よって近年では，逆動力学解析を手段として用いてこれまで解明されていない知見を得る，もしくは逆動力学解析になんらかの新規要素を追加するといった研究が盛んに行われている．

歩行の逆動力学解析に新規要素を付加した研究の一例として，水中歩行の解析[4]がある．この研究では，図10.2に示されるように，下肢は足部，脛部，大腿部の3個の体節に分割され，矢状面（2次元平面）での歩行動作が扱われている．この場合，第4章で述べたように，関節トルクを求める際には，先端側の体節から順次求めていくこととなる．最も先端である足部には**床反力**（ground reaction force, GRF）が作用する．床反力は本来分布力であるが，1つの力ベクトルとして表現されており，この場合の力ベクトルの作用点を**床反力中心**（center of pressure, COP）と呼ぶ．つまり，足部にはCOPの位置にGRFの外力が作用すると考える．足部に作用する慣性力と重力を考慮すれば，足関節の関節トルクが求められる．そして，足関節の関節トルクが求め

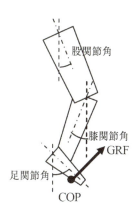

図10.2 水中歩行の解析モデル[4]
大腿，脛，足の3個のセグメントの2次元（矢状面内）のモデル．それぞれのセグメントは，水中で作用する流体力の計算のため，径が変化する円柱状となっている．

られれば，脛部に作用する慣性力および重力を考慮して膝関節トルク，同様にして股関節トルクと，順次，根本側の関節トルクが求められる．さらに，この研究においては，水中で歩行が行われるため，身体が水から受ける力，すなわち流体力が考慮されている．流体力については，流れを解くのではなく，身体の局所的な運動状態，すなわち局所的な速度や加速度により流体力が求まると仮定することで取り入れられる．図10.3に身体運動および流体力の解析結果を示す．身体の各部から伸びている濃い色の線が，各部に作用する流体力の向きと大きさを表す．図10.4には水中歩行と陸上歩

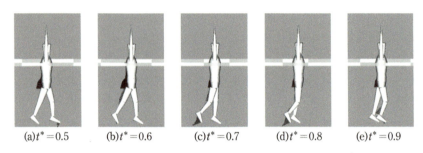

(a) $t^*=0.5$　(b) $t^*=0.6$　(c) $t^*=0.7$　(d) $t^*=0.8$　(e) $t^*=0.9$

図10.3　水中歩行の解析結果（身体運動および流体力）[4]

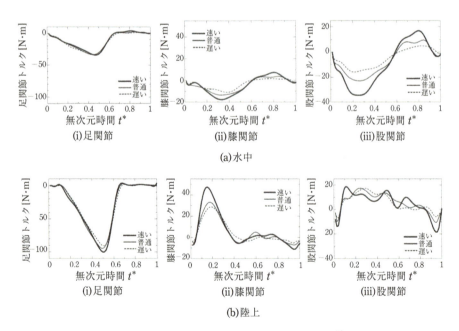

図10.4　水中歩行の関節トルクの解析結果[4]

行の関節トルクの解析結果を示す．横軸は歩行1周期の時間で除した無次元時間であり，$t = 0 \sim 0.65$ が立脚期（足部が設置している期間），それ以降が遊脚期である．関節トルクについては，特に股関節で陸上と水中の差が顕著であり，水中では立脚期に大きな負の関節トルクが生じている．この負の関節トルクは股関節を伸展させようとするトルクであり，水中で大きな流体抵抗が作用する体幹を前に押し出すために発生しているものと考えられる．

10.3 順動力学解析の応用

10.3.1 転倒や交通事故のシミュレーション

　転倒時の挙動解析の例として，子どもの順動力学シミュレーションモデルを構築し，それを用いて遊具の転倒傷害危険度を可視化する取り組みがある[5]．図10.5に，この研究で用いられた3歳児と7歳児の人体モデルを示す．全身は17の体節に分割され，これらの体節が16個の関節で接続されている．人体寸法には日本の乳幼児の平均値が用いられている．関節においては，筋により能動的に発揮されるトルクは考慮せず，いわゆる**関節受動抵抗**（joint passive resistance）のみが考慮されている．関節受動抵抗は，その名のとおり関節の受動的な抵抗で，順動力学解析において，関節可動域を表現するためにしばしば導入される．すなわち，復元モーメントは，関節可動域内ではほぼ0であり，関節可動域限界近傍から急激に高くなるような特性を示す．図10.6に首関節の復元モーメント特性を示す．関節角がある範囲を超えると，指数関数的に復元モーメントが増加していることがわかる．さらにこの研究では，図10.7に示すように，遊具についてもコンピュータモデルが作成されている．そして図10.8に示すよう

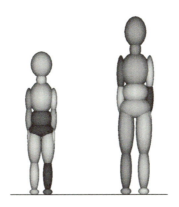

図10.5　3歳児と7歳児の人体モデル[5]

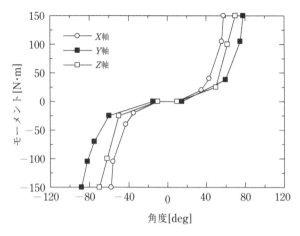

図 10.6 関節受動抵抗特性の例(首関節の復元モーメント特性)[5]

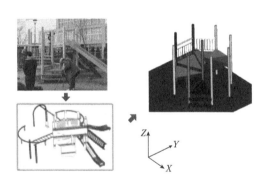

図 10.7 遊具のコンピュータモデル[5]

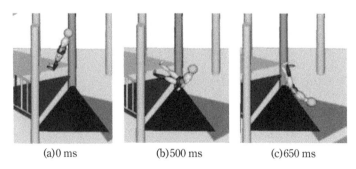

図 10.8 人体モデルを遊具から落下させるシミュレーション[5]

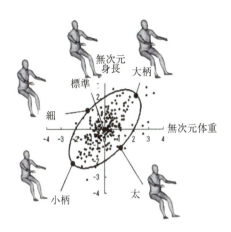

図10.9 日本人男性の身長と体重のばらつきの分布[6]

に，人体モデルを遊具から落下転倒させるシミュレーションが行われている．なお実際のシミュレーションは，人体マルチボディ解析ソフトウェアのMADYMO version 6.3 (TNO Automotive 社)を用いて行われている．そして人体モデルの初期位置および向きをさまざまに変化させ，遊具上に危険度マップを構築している．

　次に交通事故時の乗員挙動解析の例として，個体別人体コンピュータモデルを用いた，事故時の乗員の脳応答個体差の解析を紹介する[6]．この研究では，全身は15の体節に分割されている．まず日本人男性として標準的な体形のモデルが作成された．そして，体形の個体差を考慮するためのモデルも作成された．具体的には，日本人男性の人体寸法データベースから，身長と体重のばらつきを調査して作成した図10.9（横軸が体重，縦軸が身長）において，全体の95％が含まれる楕円が描けたことから，その楕円の4つの頂点の身長と体重を有する，4種類の人体モデルが作成された．標準モデルと合わせた5種類のモデルを解析することにより，日本人男性のほぼすべての体形の解析が網羅されることになる．図10.10に解析結果の一例を示す．左側は標準体形，右側は小柄体形の場合であり，下側のグラフは頭部の並進加速度である．体形により挙動や加速度に差があることがわかる．なおこの研究ではさらに，頭部について有限要素モデルを構築し，脳の応答解析まで行われている．

10.3.2　神経モデルと融合した歩行動作生成シミュレーション

　次に能動的な運動の解析として，神経モデルと融合した歩行動作生成シミュレーションの研究[7]を取り上げる．この研究では筋骨格系に加え神経系もモデル化されており，

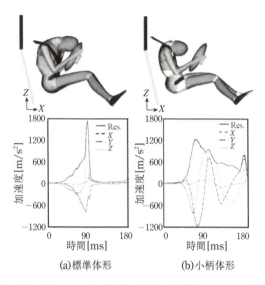

図 10.10　衝突時の乗員挙動の様子と頭部加速度の解析結果[6]

能動的な2足歩行動作が実現されている．図10.11に3次元筋骨格モデルを示す．本モデルでは人体は14個の体節，42本の筋としてモデル化されている．そして，筋が筋張力を発生すれば，その力により人体運動が発生する．この順動力学解析は独自の計算プログラムによって行われている．そして筋張力を発生させるために，図10.12の神経系のモデルが導入されている．神経系モデルについての詳細は文献[7]に譲るが，ご

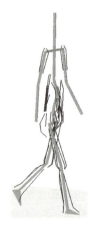

図 10.11　歩行動作用3次元筋骨格モデル[7]

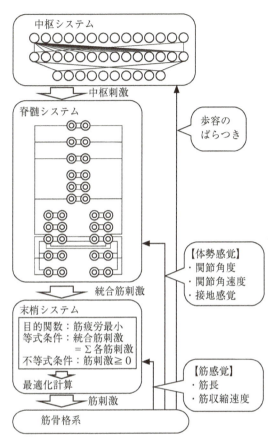

図10.12 神経系のモデル[7]

く簡単にいえば，自律的にリズムを発生する神経系に対し，体性感覚などのさまざまな情報をフィードバックさせることにより，人体，環境，神経などのすべてが1つの安定な振動系となり，結果として安定な2足歩行が生成されている．図10.13は正常歩行のシミュレーション結果(スティック図)であり，自然な歩容(歩行動作)となっていることがわかる．また図10.14は力学的な外乱に対する歩容の強靭性を示したものであり，図中の＊印の時間に人体に外力が作用している．図10.14(a)は神経モデルが正常に機能していない場合の結果であり，その場合は転倒してしまうが，図10.14(b)の正常に機能している場合は，外乱を受けても安定な歩行を続けていることがわかる．

10.3 順動力学解析の応用

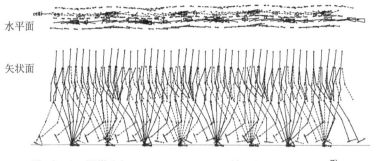

図10.13 正常歩行のシミュレーション結果(スティック図)[7]

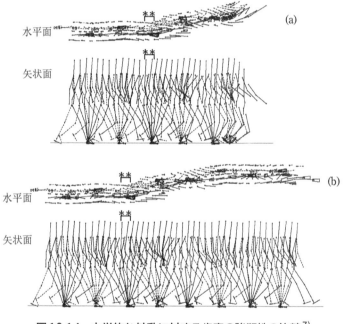

図10.14 力学的な外乱に対する歩容の強靭性の比較[7]
上段:神経モデルが正常に機能していない場合,下段:機能している場合

10.4 筋骨格モデルによる筋力の推定の応用

10.4.1 椅子からの立ち上がり動作時の筋力推定

　筋骨格モデルによる日常動作の解析の例として，椅子からの立ち上がり動作の研究[8]を取り上げる．ただしこの研究では，通常の成人だけでなく，妊娠後期の妊婦を模擬したモデルが構築され，子宮の増大による力学的な不均衡の影響が調査されている．図10.15は構築された筋骨格モデルであり，この研究では筋骨格ソフトウェアのAnyBody Modeling System version 5.1.0（AnyBody Technology 社製）が使用されている．図10.15左側が非妊娠状態のモデルであり，右側が妊娠状態のモデルである．これらのモデルでは全身の筋肉が581本のワイヤーでモデル化され，妊娠状態のモデルでは腹部形状の変更に合わせて，筋のはわせ方も変更されている．そして図10.16の

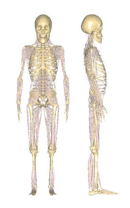
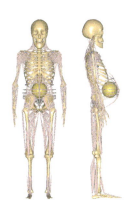

(a) 非妊娠状態　　　　　　　(b) 妊娠状態

図 10.15　全身筋骨格モデル[8]

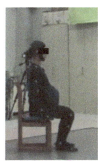
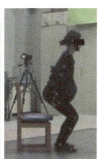
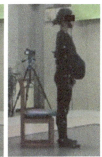

図 10.16　モーションキャプチャシステムを用いた椅子からの立ち上がり動作の被験者実験[8]

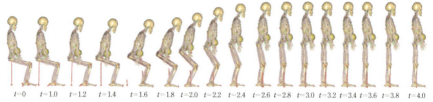

図10.17 シミュレーション結果(身体運動の様子)[8]

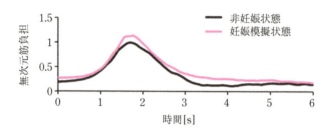

図10.18 脊柱起立筋の筋力の解析結果[8]

ようなモーションキャプチャシステムを用いた被験者実験が行われ，全身の動作，すなわち関節角の時間変化の情報が取得されている．また床反力計により床反力も取得されている．そして取得された動作情報や力情報がモデルに入力され，図10.17のようなシミュレーションが実行されている．図10.18は腰部の負担に注目した，脊柱起立筋の筋力の解析結果である．なお被験者実験時には筋電図計測も行われており，シミュレーション結果と実験結果の比較が行われている．

10.4.2 スポーツ動作時の筋力推定

　筋骨格解析による筋力推定は，椅子からの立ち上がり動作のような日常動作だけでなく，スポーツ動作のような非日常的な動作に関しても有益な情報を与える可能性を有している．ここではその一例として，平泳ぎの筋骨格解析の研究[9]を取り上げる．基本的な解析手順は椅子からの立ち上がり動作の場合と同様である．まず図10.19に示すように，被験者にマーカーを貼付し，モーションキャプチャシステムを用いて動作計測を行う．図10.20は2台のカメラの撮影映像である．なおこの実験には回流水槽が用いられている．すなわち，流れのある回流水槽中をスイマーが一定の場所にとどまるように(流速と泳速度がつり合うように)泳ぎの動作が撮影されている．そしてモーションキャプチャシステムを用いて，マーカーの3次元位置座標が算出され，さ

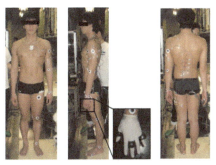

図10.19　平泳ぎの被験者実験におけるマーカー貼付[9]

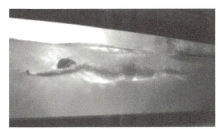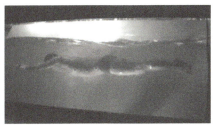

図10.20　回流水槽における平泳ぎの撮影映像[9]

らに関節角が算出される．そして得られた関節角が筋骨格モデルに入力される．この解析においても，市販ソフトウェア AnyBody Modeling System が用いられている．なお10.2節における水中歩行の場合と同様に，スイマーに作用する外力としての流体力は，流れを解かずに求められている．

図10.21に解析結果のシミュレーション画像を示す．また図10.22には大胸筋および大腿直筋のシミュレーション結果を示す．図10.22において，実線がシミュレーションであり，破線は実験時に泳ぎの動作と同時取得された筋電図の結果である．なおこれらの図の時間は1周期で無次元化された時間である．無次元時間0.25近辺では，腕で水をかきこもうとする動作のため，大胸筋の筋活動が大きくなっており，また無次元時間0.6～0.7では下肢のキック動作により大腿直筋の筋活動が大きくなっている．これらの傾向はシミュレーションと実験の双方で確認できる．ただ，大腿直筋に関しては，ピークの位置がややずれている．この原因としては，第4章でも触れた，大腿直筋が二関節筋であることがあげられる．すなわち，大腿直筋は股関節屈筋であると同時に膝関節伸展筋である．平泳ぎのキック動作においては，まず足を引きつける動作，すなわち股関節屈曲が起こり，次に水をキックする膝関節伸展が起こる．よって

実際には，大腿直筋はおもに股関節屈曲に用いられるが，シミュレーションでは，膝関節伸展に主に用いられている可能性がある．

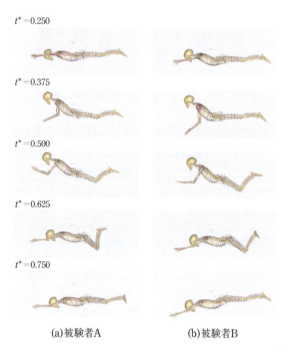

(a)被験者A　　　　(b)被験者B

図10.21　平泳ぎの解析結果のシミュレーション画像[9)]

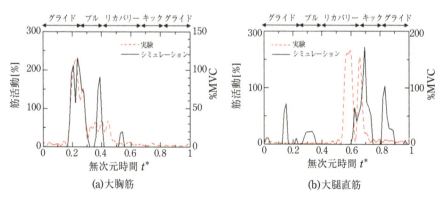

(a)大胸筋　　　　(b)大腿直筋

図10.22　筋力発揮のシミュレーション結果（被験者Aの結果）[9)]

10.5　動作や用具の最適化

10.5.1　人体動作の最適化シミュレーション

　まず人体動作の最適化シミュレーションの研究の一例として，水泳におけるクロール動作の最適化シミュレーションの研究[10]を取り上げる．この研究では，全身は21個の体節に分割されてモデル化されている．そして泳ぎの動作の関節角運動はあらかじめ与えられ，解析の結果としてスイマーの身体全体の運動が求められるというアプローチがとられている．すなわち，関節角運動を与えるという意味では逆動力学解析的であるが，スイマーの運動が運動方程式を時間積分した結果として求まるという点では，順動力学解析であるといえる．スイマーの身体に作用する流体力については，すでに述べた平泳ぎの解析などと同様に，流れを解くことなく，スイマーの身体の局所的な運動状態から計算されている．

　最適化される動作は，クロールにおける水中での手のかき方（ストローク）であり，水中の関節角が3個の時間フレームに分割され，それぞれの時間フレームにおける肩（3自由度），肘（2自由度）の計5自由度の関節角が最適化の変数（設計変数と呼ぶ）となっている．すなわち，設計変数の数としては$3 \times 5 = 15$個である．そしてこの設計変数を何度も変更することによって，ある目的に合致するような設計変数の組み合わせが求められる．この目的を関数化したものは目的関数と呼ばれ，通常目的関数の最大化（もしくは最小化）が最適化のゴールとなる．設計変数をやみくもに変化させるのではなく，より効率的に変化させるために，最適化のさまざまなアルゴリズムが提案されているが，詳細は最適化計算の書籍に譲ることとし，本書では割愛する．ここで取り上げたクロールのストロークの最適化では，2万回程度の反復計算（設計変数を変化させたシミュレーション）が行われている．なおこのような最適化計算においては，結果を現実に即したものにするために，拘束条件が設けられる．人体動作の最適化においてよく用いられる拘束条件としては，例えば関節可動域や最大関節トルクがあげられ，これらを適切に設定しなければ，求まった解が人間には実行不可能なものとなってしまう．クロールのストロークの最適化においては，被験者実験と上肢の筋骨格モデルによるシミュレーションに基づいて構築された，スイマーの詳細な力発揮特性が最適化計算に用いられている．

　図10.23には，最適化の結果の一例として，推進効率（泳ぎのエネルギー効率）を最大化するストロークの結果を示す．不自然でない動作が求まっていることがわかる．図中一番上の無次元時間 $t^* = 4.20$ のときに，左ひじが高く保たれたまま水をかくようなフォームとなっているが，これは実際の長距離選手にも見られる特徴であり，そのような特徴が最適化計算により求まっている．

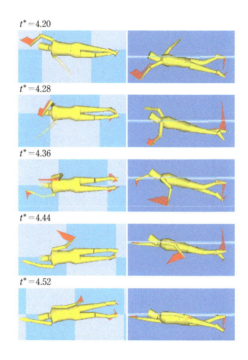

図10.23　推進効率を最大化するストロークの結果[10]

10.5.2　用具の最適化シミュレーション

　最適化されるものは人体動作とは限らない．ここでは用具の最適化の一例として，水泳用補助具の開発研究[11]を取り上げる．この研究では片上腕切断の障がいを負ってしまったスイマーが，障がいを負う以前となるべく同じように泳げるような水泳用補助具の開発が目的とされている．そのため，図10.24に示すような2段構造の棒状の補助具を装着することが想定され，この2段の棒それぞれの長さ，半径，密度が最適化されている．最適化の目的関数としては，左右の肩関節の関節トルクの時刻歴波形の差が用いられ，これが最小化されている．すなわち，左右の肩の手ごたえが同じようになることが目的とされている．スイマーのモデルは上述のクロールのストロークの最適化の場合と同様である．最適化前後のシミュレーション結果を図10.25に示す．図はスイマーを下から見たところである．最適化前の補助具では大きく左に曲がってしまうが，最適化後はほぼまっすぐ推進していることがわかる．またこの研究では健常被験者が切断を模擬した肘屈曲姿勢をとって実験が行われ，アンケート評価により最適化結果の妥当性が確認されている．

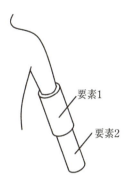

図10.24 片上腕切断者のための水泳用補助具の構造図[11]

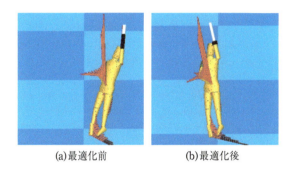

(a)最適化前　　　　(b)最適化後

図10.25 最適化前後のシミュレーション結果[11]

10.5 動作や用具の最適化

[参考文献]

1) J. Perry, J. M. Burnfield(著), 武田 功, 弓岡光徳, 森 彩子, 村田 伸, 溝田勝彦(訳), ペリー歩行分析―正常歩行と異常歩行, 医歯薬出版(2012)
2) A. M. Nahum and J. W. Melvin(編), *Accidental Injury : Biomechanics and Prevention*, Springer, New York(2011)
3) 天谷賢治(著), 工学のための最適化手法入門, 数理工学社(2008)
4) 秋山啓子, 中島 求, 三好 扶, 水中ウォーキングにおける力学的身体負荷のシミュレーション解析, 日本機械学会論文集C編, **76**, 673−676(2010)
5) 宮崎祐介, 持丸正明, 西田佳史, 河内まき子, 宇治橋貞幸, 年齢別子ども転倒シミュレータによる遊具の転倒傷害危険度の可視化, 日本ロボット学会誌, **26**, 93−99(2008)
6) 宮崎祐介, 宇治橋貞幸, 持丸正明, 河内まき子, 個体別デジタル・モデルによる自動車事故における乗員の脳応答個体差の解析, 日本機械学会論文集C編, **74**, 1238−1245(2008)
7) 長谷和徳, 西口純也, 山崎信寿(著), 3次元筋骨格系と階層的神経系を有する2足歩行モデル(バイオメカニズム15), 東京大学出版会(2000), pp.187−198
8) M. Nakashima and Y. Mori, Effect of mechanical unbalance induced by pregnancy on the muscle load of the erector spinae during a sit-to-stand motion, *J. Biomech. Sci. Eng.*, **9**, 14−00035(2014)
9) M. Nakashima, T. Hasegawa, S. Kamiya, and H. Takagi, Musculoskeletal simulation of the breaststroke, *J. Biomech. Sci. Eng.*, **8**, 152−163(2013)
10) M. Nakashima, S. Maeda, T. Miwa, and H. Ichikawa, Optimizing simulation of the arm stroke in crawl swimming considering muscle strength characteristics of athlete swimmers, *J. Biomech. Sci. Eng.*, **7**, 102−117(2012)
11) 米山啓子, 中島 求, 肢体不自由者のための水泳用補助具の開発(片上腕切断の場合の最適設計と被験者実験), バイオメカニズム学会誌, **30**, 216−224(2006)

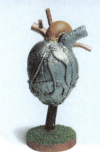

第11章 流体力学的アプローチ

　生体シミュレーションは，生命体を対象としたシミュレーション（simulation）の総称である．本章では，生体シミュレーションのうち，図11.1の赤枠で示す人体の循環器系，呼吸器系，消化器系の流れを解説する．

```
─────────────── 生体シミュレーション ───────────────

  その他を対象       ┌──────── 人体を対象 ────────┐
    動物            │ 流体力学：循環器，呼吸器，消化器系 │
    植物            │                           │
    細胞            │                           │
    微生物           │ 固体力学：硬組織，軟組織        │
    バクテリア         │ 機械力学：歩行，スポーツ         │
                   │ 制御工学：運動制御            │
                   │                           │
                   │ 電磁気学，生化学，薬学，情報学など │
                   └───────────────────────────┘
```

図11.1　生体シミュレーションの概要と本章で扱う範囲

第11章のポイント
- シミュレーションの基本的な手順を理解しよう．
- 人体のどのような流れをシミュレーションできるかを理解しよう．

11.1　生体流体シミュレーション

　流れの数値シミュレーションは，工学の分野で広く役立っている．例えば，車の周りの空気の流れをシミュレーションすると，車に働く空気抵抗を高精度で予測できるため，抵抗の小さな車体形状の設計に利用できる．生体工学の分野においても，工学分野で成功したシミュレーション技術を導入しようとする動きが見られる．しかし，実用化されているものは主に機械力学や固体力学に関するものが多く，生体流体シミュレーションはその難しさから，導入はあまり進んでいないのが現状である．

どうして生体流体シミュレーションは難しいのだろうか．その主たる要因は，対象とする現象の時間スケールが長いことであろう．例えば，交通事故で人が受ける傷害を議論するインパクトバイオメカニクスの分野では，車の衝突という数秒の短い時間における人体の変形，各部の応力をシミュレーションすればよい．転倒による骨折などを議論する場合にも，骨内の瞬間的な応力集中をシミュレーションすればよい．それに対し，動脈硬化症や脳動脈瘤などの血管病の多くは長い年月をかけて病状が進行するものであり，遺伝やストレス，食生活など，血液の流体力学(**血行力学**：hemodynamics)以外の要因も病気の進行に影響している．そのため，工学で成功した流体シミュレーションをそのまま適用するわけにはいかないのである．

流体力学的な観点から見ても，生体に関する流れは工業的な流れに比べて取り扱いが難しいことが多い．第5章でも述べたが，体内を流動する血液や消化物はレオロジー的性質(ずり速度とせん断応力の関係など)が水とは異なるため，同じ条件下でも水とは異なる流れとなる．また液体の流れる管路形状は実に複雑であり，医療画像から抽出する必要がある場合もあるだろう．さらに，管壁は軟らかく変形能をもち，消化管などの場合には能動的に変形して蠕動波形を作り出す．こうした流れのシミュレーションは，複雑形状における固体力学と流体力学を連成して解く必要があり，ハードルが高いものとなる．

> **コーヒーブレイク　生体シミュレーションの弱点**
>
> シミュレーションは，大きく以下の手順で行う：①シミュレーション対象の選定，②対象の数理モデル化，③数理モデルの離散化，④計算コードの開発，⑤計算機による計算の実施．この手順の中で，どれが最も困難であろうか．その答えは対象によるのだが，筆者は②対象の数理モデル化が，最大の課題であると考えている．生命活動に対する適切な数理モデルが構築するには，工学だけでなく，生物学や数学，物理学など学際的な研究が必要になるだろう．

11.2　血液循環器系の流れのシミュレーション

11.2.1　大血管内の流れ

動脈硬化症や動脈瘤，血管狭窄などの疾患には，血管壁に作用するせん断応力や圧力といった力学的因子(血行力学)が重要な役割を果たすことが古くから指摘されている．こうした背景から，病変をともなう血管内の血流をシミュレーションし，疾患の

発生や進行の予測に有用な力学的因子を調べる研究が数多く報告されている.

工学的な流体シミュレーション技術をダイレクトに血流シミュレーションに適用するために,通常以下のような近似が行われる.まず血管径が赤血球の大きさ(8 μm 程度)に比べて十分に大きい場合には,血液を均質な流体とみなすことができる.また,大血管では流れが速いため,慣性力と粘性力の比を表す**レイノルズ数**(式(5.4))が高い値となる.粘性の影響は相対的に小さいため,血液のレオロジー的性質を水と同じと簡略化しても,シミュレーション結果に大きな違いは現れない.よって,流れの支配方程式である質量保存則と運動量保存則も,水の流れと同じとして差し支えないことが多い.

例として,**脳動脈瘤**(cerebral aneurysm)の血流シミュレーションを見てみよう[1].脳動脈瘤とは,脳血管壁の一部が瘤状に変化したものであり,破裂するとクモ膜下出血を引き起こす原因となる.医療画像から抽出した脳動脈瘤の形状を図11.2(a)に示す.血管の一部が大きく袋状に膨らんでいる様子が見られる.では,どうしてこの位置に動脈瘤が形成されたのであろうか.先天的な血管壁の欠損をはじめとした遺伝的因子など,さまざまな原因が考えられるが,瘤の発生位置で特異な血液流動が生じていた可能性も否定できない.しかし,瘤が発生する前のごく初期の段階で,どのような流れが形成されていたのかを実験的に調べるのは困難である.シミュレーションはこうした難題に対して解決の糸口を与えてくれる.医療画像から図11.2(b)に示すように人為的に瘤を取り除くと,瘤発生前の形状を予測することができる.この形状を用いて血流シミュレーションを行うことで,壁に作用する力が瘤発生位置で特異な値を示すかを推測できる.

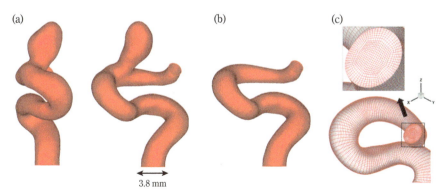

図11.2 脳動脈瘤モデル[1]
(a) 医療画像から抽出した脳動脈瘤の発症後の血管形状,(b) 人為的に瘤を取り除いた血管形状,(c) 計算格子

流れの数値シミュレーションを行うためには，支配方程式である質量保存則と運動量保存則を連立して解く必要がある．これらの式は解析的には解けない場合が多いため，厳密な解を求めることを諦め，何らかの近似を施して近似解を求める必要がある．近似解とはいっても，精度が十分高く有効数字が必要桁数あれば，工学的には問題ないことがほとんどである．複雑な支配方程式に近似を施し，四則演算で解ける式に解体する作業を**離散化**（discretization）と呼ぶ．元の支配方程式では，速度や圧力といった物理量は3次元空間上に連続的に分布しているが，離散化した式の物理量は有限の離散点上で定義される．この離散点は格子状に配置することが多く，一般に**計算格子**（computational mesh）と呼ばれる．図11.2(c)に，瘤を取り除いた血管形状に生成した計算格子の例を示す．このような複雑な壁面形状に沿った計算格子を**境界適合格子**（boundary fitting mesh）という．一般には，計算格子が細かいほど近似の精度は高まるが，計算点が多くなるため計算負荷（計算時間やメモリ量など）が大きくなる．計算

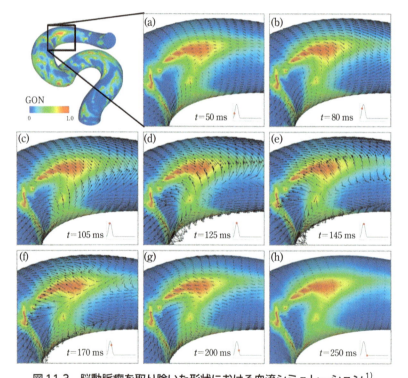

図11.3　脳動脈瘤を取り除いた形状における血流シミュレーション[1]
壁面せん断応力の時間的な振動の強さを表す指標 GON の分布．(a)〜(h) 各時刻における壁面せん断ベクトルの向き．脈動周期における位相を各図の右下に示す．また，色は GON を表す．

精度と計算負荷は適切な範囲となるよう，バランスを見て調整する必要がある．

脳動脈瘤を取り除いた形状における，血流の数値シミュレーション結果を図11.3に示す．図中の色は，壁面せん断応力の時間的な振動の強さを表す指標GON（gradient oscillatory number）の分布を表している．また，図11.3(a)〜(h)中のベクトルは，壁面せん断応力が作用している向きと強さを表している．GONが高い部位では，壁面せん断ベクトルが時間的に大きく変化し，血管内壁に強い引張力と圧縮力が交互に生じている．瘤が発生した場所と照らし合わせると，GONが高い位置とある程度一致しており，壁面に作用する繰り返し引張負荷と脳動脈瘤との間に相関がある可能性が示唆された．この研究分野では，より確度の高い脳動脈瘤発生位置の予測因子の提案が望まれており，将来的にシミュレーションを診断に役立てようと考えている．

11.2.2　微小血管内の流れ

直径が100 μm程度以下の微小血管では，血管内の流れに及ぼす血球成分の影響を無視できない．そのため，血漿の流れと血球成分の運動を同時に解析する必要があり，混相流を対象とした数値シミュレーション手法を用いる必要がある．赤血球などの血球は容易に変形し，互いに近づいたり遠ざかったりするため，その形状に合わせた境界適合格子を生成するのは非常に困難である．そこで，血漿流れの計算には単純な直交格子を，血球成分の運動の計算には境界適合格子を用い，お互いの格子上の情報を補間して受け渡す**埋め込み境界法**（immersed boundary method）などが用いられている．図11.4に埋め込み境界法の概念図を示す．ある時刻における赤血球膜の形状がわかると，その変形量から膜に働く張力 $\mathbf{f}_t$ を算出できる．張力は流体抗力とつり合うため，この張力と同じ大きさで反対向きの力を周囲流体に作用させる必要がある．流体

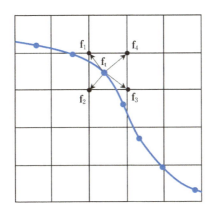

図11.4　埋め込み境界法の概念図

の流れを解くために直交格子を用いる場合には，$-\mathbf{f}_t$ を直交格子上に配分する必要がある．図11.4では，周囲の4格子点に配分している．この力によって流れがどのように変化するか，直交格子を用いて計算し，各格子点の速度ベクトルを求める．最後に，直交格子上の速度場から膜の移動速度を補間して求め，膜の位置を更新する．これを繰り返すことによって，血漿の流れと血球の運動を連成して解くのである．

血漿流れの計算は直交格子を用いた**格子ボルツマン法**（lattice Boltzmann method）を用い，細胞の変形解析には境界適合格子を用いた有限要素法を行い，両者の結果を埋め込み境界法で連成することで，毛細血管内の血流動態を調べた例を見てみよう[2]．図11.5に，円管の直径が10～22 μm の円管内における，赤血球と白血球の流動挙動の解析例を示す．微小循環のヘマトクリット値は20%であることが知られているため，この解析でも20%としている．直径が10 μm の場合には，白血球を先頭とし，その後ろに赤血球が連なる Train 構造が形成されている．これは，赤血球（直径約8 μm）が白血球（直径約10 μm）に比べて小さいために，管路中央の速度の速い領域を流れ，白血球に追いつくためである．一方，円管の直径が22 μm（図11.5(e)，(f)）の場合には，はじめに管中央付近にいた白血球であっても，赤血球と衝突を繰り返しながら徐々に管壁へと移動していく．変形能の高い粒子ほど管軸に集中する傾向が強いため，変形能の高い赤血球が軸集中し，白血球を管壁へと押し出しているためである．白血球の壁面への移動は，管壁で転がるローリング運動を誘起し，白血球が血管壁内炎症を検知する際に有用であると考えられる．

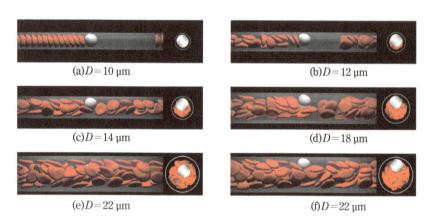

図11.5　微小血管内の赤血球と白血球の流動構造[2]
　　D は管直径であり，有形成分の体積率（ヘマトクリット）は20%．

11.3 呼吸器系の流れのシミュレーション

呼吸器系の流れは基本的に空気の流れであるため,流体の組成は単純である.しかしながら,気道形状は血管形状と同様に複雑であり,直径が2 cm 程度ある気管から 200 μm 程度の肺胞まで,サイズも大きく変化する.こうした複雑で分岐を繰り返す管形状の場合には,図11.2で使用したような境界適合格子を生成するのは非常に困難である.そこで,もともとの医療画像がボクセルデータ(サイコロ状の格子に輝度値が入力されたデータ)であることを利用し,**直交格子**(Cartesian grid)を用いて解こうとする試みが多くされている.壁面の滑らかな曲線を忠実に再現しなくても,格子サイズを十分に小さくすれば,大きく精度を落とさずに内部の流れを解析できるためである.

肺気道の医療画像に対して**実形状モデル**(patient specific model)により生成した直交格子の例を,図11.6に示す[3].すべての領域に細かい格子を生成すると,計算格子点は膨大な数になってしまう.一般的な流体シミュレーションでは,計算負荷は格子点数の2乗で増加することが多い.そのため,格子点数を少なくすることは計算時間短縮のために重要である.図11.6では,管径の小さな気道にのみ細かい格子を生成し,管径の大きな気道は粗い格子のままとすることで,計算精度を保ったまま総格子点数を抑えている.また,流体解析手法に格子ボルツマン法を用いることで,計算負荷の増加を格子点数の1乗に抑えている.さらに,グラフィックス・プロセッシング・ユニット(GPU)の演算資源を画像処理以外の目的に応用する技術(general-purpose computing on graphics processing units, GPGPU)を用い,並列計算を導入すること

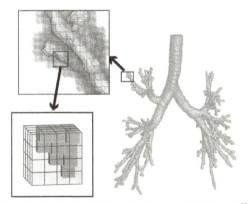

図11.6 肺気道の医療画像から生成した直交格子[3]
気道径が小さいところには細かい格子が生成されている.

で,大規模な計算を可能にしている.

図11.7に,気道内の薬剤粒子の流れのシミュレーション例を示す.この図では,同じ被験者から抽出した肺形状も重ねて表している.こうしたシミュレーションは,喘息の治療に用いられる吸入式の気管支拡張薬が,気管のどこに到達するのか検討する際などに有用である.粒子に働く慣性力と粘性力の比は,以下のレイノルズ数(Re数)で表される.

$$\mathrm{Re} = \frac{粒子の慣性力}{粒子周りの流れの粘性力} = \frac{\rho_\mathrm{p} U_\mathrm{p} a}{\mu} \tag{11.1}$$

ここで,ρ_p [kg/m^3] は粒子の密度,U_p [m/s] は粒子の速度,a [m] は粒子の半径,μ [Pa·s] は周囲流体の粘性係数である.Re が1より高くなると慣性の影響が無視できなくなり,粒子は周囲流体の流れに追従できなくなる.また,噴霧薬剤の粒径が大きくなると Re が増加し,肺の中に到達する前に咽頭壁に衝突し吸収されてしまう.一方,薬剤の粒径が小さすぎると,肺胞にまで薬剤が到達し,微小循環を通って全身に輸送されてしまう.分岐を繰り返す気道の適切な位置に薬剤を輸送するためには,薬剤の粒径を適切に設定しなければならない.こうした検討を人体で行うのは難しいため,数値シミュレーションは有用なツールとなると考えられる.

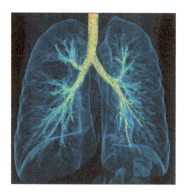

図11.7 気道内のトレーサー粒子の流れ[3)]
同じ被験者から抽出した肺形状も重ねて表記している.

コーヒーブレイク　シミュレーションの精度を上げたい

シミュレーションの精度を上げたい，と多くの人が考えるだろう．シミュレーションの精度は，計算アルゴリズムや計算格子数，離散化方法など，いろいろな影響を受ける．では，何に最も注意を払うべきだろうか．その答えは簡単ではないが，広く用いられている計算アルゴリズムと離散化方法を使う場合には，その精度はある程度保障されている．そのため，精度をさらに上げるには，計算格子数に注意を払うとよい．どのようなアルゴリズム，離散化手法を用いようとも，計算格子数を多くしていけば，徐々に正解に近づくからである．もしすでに何かソフトウェアを使っているようであれば，アルゴリズムや離散化手法を変更するのは難しいので，計算格子数を増やすことをお勧めする．

11.4　消化器系の流れのシミュレーション

　消化器系の流れは，循環器系や呼吸器系に比べて複雑なため，シミュレーションの報告例も少ない．モデル化が難しい1つの理由として，食べ物にはさまざまな種類があり，水のような粘性体やゼリーのような弾性体，豆腐のように塑性をもつものなど，レオロジー的性質が多岐にわたることがあげられる．消化物のレオロジー的性質は，運動量保存則の粘性項に反映させる必要があるが，どういった構成方程式（ずり速度と応力の関係式）を用いるのが最適か，専門家の間でも結論は出ていないのが現状である．

　モデル化が難しいもう1つの理由は，消化管は蠕動運動と呼ばれる能動運動を行って消化物を輸送するが，その運動がどのように制御されているのかが完全には解明されていないことである．消化管内の流れのシミュレーションを行う場合には，消化管の筋収縮と内部の流動とが相互に及ぼし合う影響を考えて解くことは稀であり，蠕動運動を単に時間の関数で表される壁面位置での境界条件として取り込む場合が多い．もっとも，壁面形状を境界条件として与えたとしても，数値シミュレーションのハードルは高く，境界の移動をともなう流れを解析しなければならない．

　胃壁の蠕動運動と，胃内部の消化物の流れを図11.8に示す[4]．このシミュレーションでは，消化物は粘度の高い液体でモデル化し，胃内上部の空気層も考慮に入れている．こうした流れを解く手法は，気液二相流を取り扱うことができ，かつ，壁面の運動を組み込めるものでなくてはならない．図11.8(b)は，**粒子法**（particle method）の

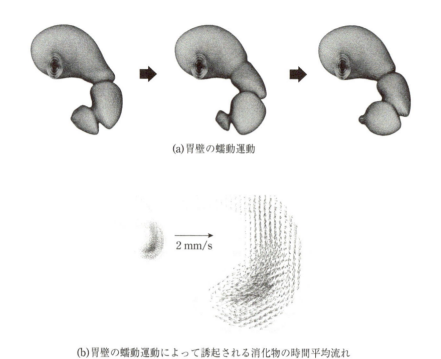

(a) 胃壁の蠕動運動

(b) 胃壁の蠕動運動によって誘起される消化物の時間平均流れ

図11.8 胃壁の蠕動運動および胃壁の蠕動運動によって誘起される消化物の時間平均流れ[4]

1つである MPS 法(moving particle semi-implicit 法)を用いた結果である．粒子法は，空間に固定した直交格子や，物体とともに移動する境界適合格子と異なり，離散的に配置された格子点自体が流れによって移動していくとする方法である．粒子間の相互干渉力を変化させることで，粘性体や弾性体を同じ枠組みの中で解析することができる．計算精度はそれほど高くないが，混相流や移動境界問題など，複雑な現象を安定的に解析したい場合には，非常に有用な手法である．胃の内部には大きな循環流れが生じているため，胃は食べ物を機械的に破断し，かつ，胃液と混合しながら化学的な消化も行うと考えられる．

腸内には，腸内フローラと呼ばれる細菌の生態系が形成されていることを5.4.3節で述べた．この腸内フローラを数値シミュレーションしようという試みもなされている[5]．図11.9は，蠕動運動による小腸内の消化物の流動と，腸内の酸素や栄養素の濃度分布，好気性および嫌気性の細菌の数密度分布を連成してシミュレーションした結果である．このシミュレーションでは，6 m にわたる小腸の上流側では好気性菌が，下流

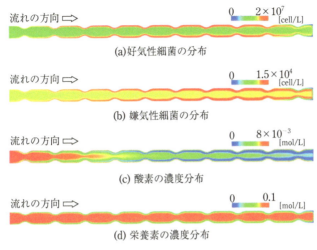

(a) 好気性細菌の分布

(b) 嫌気性細菌の分布

(c) 酸素の濃度分布

(d) 栄養素の濃度分布

図11.9 小腸内の腸内フローラの流れ[5]

側では嫌気性菌が優位となることが示された．腸内フローラのシミュレーション研究はまだまだ緒に就いたばかりであり，実験との定量的な対応が今後の課題である．

[参考文献]
1) Y. Shimogonya, T. Ishikawa, Y. Imai, N. Matsuki, and T. Yamaguchi, Can temporal fluctuation in spatial wall shear stress gradient initiate a cerebral aneurysm? A proposed novel hemodynamic index, the gradient oscillatory number(GON), *J. Biomech.*, **42**, 550−554 (2009)
2) N. Takeishi, Y. Imai, K. Nakaaki, T. Yamaguchi, and T. Ishikawa, Leukocyte margination at arteriole shear rate, *Physiol. Rep.*, **2**, e12037 (2014)
3) T. Miki, X. Wang T. Aoki, Y. Imai, T. Ishikawa, K. Takase, and T. Yamaguchi, Patient-specific modelling of pulmonary airflow using GPU cluster for the application in medical practice, *Comp. Meth. Biomech. Biomed. Eng.*, **15**, 771−778 (2012)
4) Y. Imai, I. Kobayashi, S. Ishida, T. Ishikawa, M. Buist, and T. Yamaguchi *et al.*, Antral recirculation in the stomach during gastric mixing, *Am. J. Physiol. Gastrointest. Liver Physiol.*, **304**, G536−542 (2013)
5) T. Ishikawa, T. Sato, G. Mohit, Y. Imai, and T. Yamaguchi, Transport phenomena of microbial flora in the small intestine with peristalsis, *J. Theor. Biol.*, **279**, 63−73 (2011)

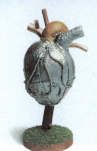

第12章 バイオミメティクス

マイクロ・ナノメートル領域を対象とした方法論,計測技術,製造技術の発展により,優れた材料やデバイスの開発が可能となってきた.本章ではバイオミメティクスのアプローチ方法を,「遊泳・飛翔」と「濡れ性」の2つの先端技術を通して読み解く.

第12章のポイント
- 飛翔・遊泳におけるバイオミメティクスを理解しよう.
- 濡れ性の制御に関するバイオミメティクスを理解しよう.

12.1 バイオミメティクスとは

　バイオミメティクスは,生命・生物の優れた機能や形状を模倣して人工物へ適用し,技術革新を図ることを目的としている.自然に学ぶものづくりであるともいえる.地球上の生物種は,現行の分類法をスウェーデンの博物学者カール・フォン・リンネ(Carl von Linné)が1700年代半ばに考案して以来,これまで約125万種が発見・分類されている.そして,今なお増え続けており,この奥深さもバイオミメティクスの魅力を支えている.

　図12.1には,バイオミメティクス研究の代名詞となったロータス(ハス)効果(lotus

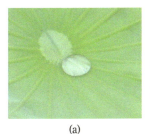
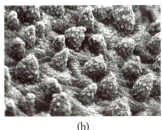

(a)   (b)

図12.1　ハスの葉表面に現れるロータス効果と呼ばれる撥水性
(a) 雨上がりのハスの葉と (b) その電子顕微鏡写真(1400倍).

effect)の様子を示した．バイオミメティクスの概念の歴史は古く，1950年代後半に神経生理学者のオットー・シュミット（Otto Schmitt）博士によって提唱された．バイオミメティクスの概念で作られた材料が商品化された最初の例は，服や愛犬に付着したゴボウの実にヒントを得て作られた日本ではマジックテープとして知られている面状ファスナー（スイスの Velcro Industries B. V.）だとされており，その後米国航空宇宙局（NASA）も宇宙服用に独自に開発している．1970年代には，酵素や生体膜などを分子レベルで模倣しようとする化学分野での研究が盛んになり，第1世代として知られる．その後一時落ち着いたが，2000年代に入り材料・加工技術の分野で再び脚光を浴び始め，撥水性や親水性などの濡れ性，低摩擦性，接着性，構造色や無反射性などの光学特性，熱放散性，などさまざまな物理的機能の発現が研究されている．生物にヒントを得るだけでなく，生物を超える機能を目指すという意味で，**バイオインスパイアード**（bioinspired）という言葉が使われることもある．

12.2　飛翔と遊泳

　自然界には高度な飛行能力や遊泳能力をもつ生物が数多く存在する．こうした生物に倣い，飛行または遊泳する機械の設計に新しいしくみを導入しようという試みが数多く行われている．特に，鳥や昆虫，魚，微生物は小型であるにもかかわらず，非常に優れた飛行，遊泳能力をもっており，工学的に参考になる面が多い．本節では，鳥と昆虫の飛翔，魚と微生物の遊泳を例にとり，運動のメカニズムの解説と，いくつかの工学的な応用例を紹介する．

12.2.1　鳥，昆虫の飛翔

　飛翔を理解する上で，**揚力**（lift force）と**抗力**（drag force）の概念は重要である．図12.2に示すように，揚力は流れに対して垂直方向に作用して重力に対抗する力であり，機体の浮上を可能にする．抗力は流れの方向に作用し，推進力とのバランスで加速や減速に寄与する．水平方向に一定速度で飛行している場合には，重力と揚力が，推進力と抗力がそれぞれつり合い，全体として合力0となる．揚力と抗力の比は揚抗比と呼ばれ，基本的に流れに対する翼の角度（迎角）の関数となる．工学的な翼では，揚抗比は100程度の高い値となる．

　揚力の発生メカニズムはベルヌーイの定理（式(5.1)参照）を使って説明することができる．翼の上面と下面では空気の速度が異なり，上面の方が下面よりも速い速度で流れている．そのため，上面では空気に高い運動エネルギーが発生するが，全エネルギーは保存しているため圧力エネルギーは低くなる．一方，下面では流れが遅いため

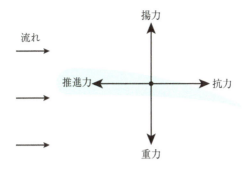

図12.2　翼に働く力

空気の運動エネルギーは低くなり，圧力エネルギーは高くなる．言い換えると，翼の上面では低い圧力が，下面では高い圧力が発生し，結果として翼には上向きの揚力が生じることになる．このように，揚力は流れの速度の変化で説明でき，流体の加減速を決める慣性力の影響を強く受ける．

抗力には圧力に起因するものとせん断応力に起因するものがある．せん断応力はずり速度(速度勾配)と流体の粘性係数の積で算出でき，これによる抗力は粘性力とみなせる．流体力学では，慣性力と粘性力の比をレイノルズ数(式(5.4))で表現する．レイノルズ数が高い条件下では，粘性に比べて慣性の影響が強く現れるため，主に慣性力に起因する揚力は粘性に影響される抗力よりも大きくなる傾向がある．そのため，高い揚抗比を実現でき，減速することなく高度を保つことが可能となる．こうした特性から，レイノルズ数が高い大型の鳥類では，羽ばたかなくても**滑空**(gliding)による飛行が可能となる．一方，レイノルズ数が低い条件下では粘性の影響が無視できず，抗力が増加するため揚抗比は低くなる．そのため，滑空するとすぐに減速してしまい，揚力も低下して高度が維持できなくなる．レイノルズ数が低い小さな昆虫類が**羽ばたき**(flapping)続けなければ高度を保てないのはこうした理由による．

昆虫類は空中の一定の場所での停止(ホバリング)や，急発進・急旋回が可能であり，優れた飛行能力を有している．昆虫の飛行は基本的に羽ばたき機構によって実現されており，複数の羽を巧みに動かすことで，曲芸飛行を可能にしている．近年になって，昆虫の羽ばたき機構を模擬した小型の飛行ロボットが開発されるようになった．図12.3に示すような，ハエを模擬した2 cmほどの羽ばたきロボットも開発されている[1]．このロボットは外部から電力を供給する必要があるものの，重量は80 mgにまで軽量化されており，翼を120 Hzで振動させることで飛行を可能にしている．こうした小型飛行ロボットの技術は，将来的に災害救助や防犯対策などに役立つであろう．

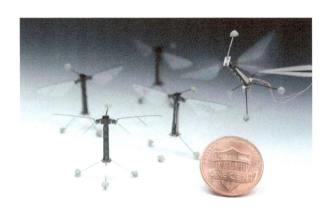

図12.3　ハエから着想を得て開発されたマイクロ飛行ロボット
[K. Y. Ma *et al.*, *Science*, **340**, 603−607 (2013), Fig.1A]

　生物の飛行が工学的に応用されたもう1つの例として，フクロウの羽がある．フクロウが飛行する際に出す羽音は，他の鳥に比べて小さいことが知られている．羽音が小さいと狩りをする際に獲物に気づかれないため，生物学的にも有利であることが推察される．一方，工学的に見ても，流れによる騒音を小さくする技術は有用である．

　そもそも，音とは何であろうか．物理学的には，音は空気や水中を伝播する縦波であり，圧力変動の波動である．音程は圧力変動の周波数で決まり，人間の場合には通常20 Hz程度から15,000〜20,000 Hz程度の周波数の音を聞くことができる．逆にいえば，圧力変動の周波数が20 Hz以下，または20,000 Hz以上になると，実際には鼓膜に音波が届いているものの，人間は音として感じることはできない．よって，音の周波数を可聴域外にずらす手法は，騒音を減らす技術の1つの戦略となる．

　音の元となる圧力変動は，主に流れによる渦の生成によって生じる．そのため，圧力変動の周波数(音の周波数)は，渦の生成周波数と等しくなる場合が多い．例えば直径 d の円柱に一様流速 U の風が吹いている場合を考えよう．あるレイノルズ数の範囲では円柱下流部に交互に渦が生成され，図12.4に示すカルマン渦列(Kármán vortex street)が現れる．流れ方向への渦中心間距離 L と幅方向距離 H は，$H/L = 0.28$ で安定となることが解析的に示されている．渦生成の周波数 f は，ある程度高いレイノルズ数の範囲では $f = 0.2U/d$ 程度となる．これより，流速が速い程または直径が小さいほど，周波数が高くなり音程が高くなることがわかる．この原理を用いると，直径が既知の電線に風が吹いている場合などに，風の出す音の高さ(周波数)を計測することで，風速を算出できるのである．

　話をフクロウに戻そう．フクロウの羽の先端には，図12.5に示す鋸の歯のような構

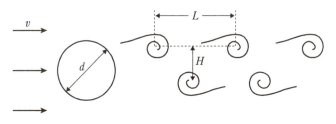

図12.4 カルマン渦列

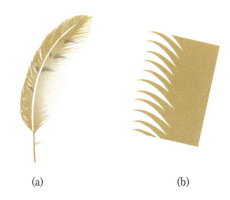

図12.5 (a) フクロウの羽および (b) 羽の先端部にある鋸の歯のような構造(セレーション)

造(**セレーション**：serration)がある．高速で飛行している場合には，各セレーションの下流部にはカルマン渦列が形成される．そこで円柱下流部のカルマン渦生成周波数の式 $f = 0.2U/d$ を用いて渦の生成周波数を見積もってみる．セレーション先端の幅 d を 0.2 mm 程度と仮定すると，飛行速度 U が 20 m/s 程度のときに周波数は 20,000 Hz となり，人間の可聴域を超える計算となる．実際のセレーションは，翼が作り出す大きな渦を細かく分裂させることで，強い圧力変動を空気の粘性で減衰させて騒音を減らす役割も果たしているであろう．また，セレーションのみが騒音を減らしているのではなく，フクロウの体や翼の形状，羽ばたき方なども騒音を減らすのに適したものになっていると思われる．

このように渦を細かく分裂させて騒音を減らす試みは，500系新幹線のパンタグラフにも採用されている．図12.6 に示すように，パンタグラフの中央部には細かなジグザグの突起が出ている．こうした突起は騒音を増やしそうに思うが，渦を細かく分裂させて可聴域の強い渦を減衰させるため，全体として騒音は減るのである．実は渦を細かく分裂させると騒音が減るだけでなく，場合によっては空気抵抗も減る場合があ

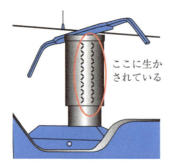

図 12.6　500系新幹線のパンタグラフに採用されたジグザグの突起

る．例えば，ゴルフボール表面の凸凹は，渦を細かく分裂させることでボールから流れがはく離するのを抑え，結果として空気抵抗を減らしている．

12.2.2　魚と微生物の遊泳

　魚のひれの形は，魚の生態と密接な関係がある．普段はじっとしているが，外敵が来たときに機敏に逃げるための瞬発力を必要とする魚は，一般的に大きなひれをもっている．大きなひれを動かすことで大きな流動抵抗を生み出し，その反力を利用して目的の方向へ体を動かす．一方，高速で泳ぐマグロやサメなどの魚やイルカは，尾びれが流線形の三日月型となっている．この尾びれは翼のような効果をもっており，抗力だけでなく揚力も発生させる．三日月型の尾びれの揚抗比は30程度あることが知られている．波が伝播するように尾びれを動かし，発生する揚力を推進方向に作用させることで，これらの魚は高速で遊泳している．

　高速で泳ぐサメの場合には，尾びれが三日月型であるだけでなく，鱗に特殊な微細構造を有することが知られている．サメの表面はサメ肌などと表現されるようにざらざらしており，図12.7に示すように楯鱗（じゅんりん）と呼ばれる小さなうろこで覆われている．この鱗をよく見ると，先端に向かって盛り上がった筋が走っているのがわかる．このように表面に凹凸があると泳ぐ際に抵抗が増えそうに思うが，これまでの流体力学的な研究から，サメのもつ筋構造は摩擦抵抗を低減していることがわかっている．そこでこの **摩擦低減**（drag reduction）のメカニズムを考えてみる．

　サメのように高速で泳ぐ魚周りの流れのレイノルズ数は高く，体表近傍では乱れの強い乱流境界層が形成されている．この境界層内には，図12.8(a) に示すような流れ方向に伸びた渦糸（この糸に沿った向きが渦の軸の向き）がいくつも存在し，しばしば2つの渦糸が合体してU字渦（バナナ渦ともいう）へと成長する．U字渦は壁から巻き上がる性質をもっており，巻き上がる際にU字渦中の速度の低い領域が壁から離れ，

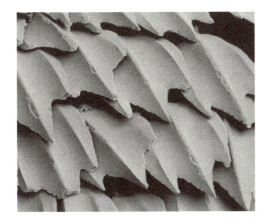

図12.7 サメの表皮に存在する鱗（楯鱗）の構造
［Australian Museum より許可を得て転載］

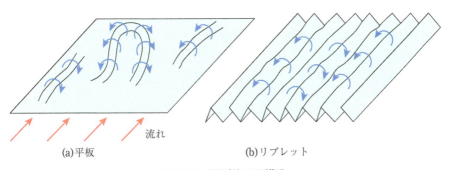

(a)平板　　　　　　　　　　(b)リブレット

図12.8 壁近傍の渦構造

速度の高い流体塊が上から壁へと吹き降りて大きな摩擦抵抗を生み出す．この一連の過程をバースト現象という．バースト現象が頻繁に生じていると壁面に大きな摩擦抵抗が生じるため，遊泳する魚も大きな流動抵抗を受けることになる．しかしサメの楯鱗の筋構造は，バースト現象を抑える効果をもっている．図12.8(b) に示すような流れ方向の筋構造が存在すると，流れ方向に伸びた渦糸の横方向の動きが制限され，渦糸同士が合体した U 字渦が形成されにくくなる．結果としてバースト現象が抑えられ，壁面の摩擦抵抗が最大で6〜8% 程度減少することが報告されている．

　この技術は3M 社によりリブレット（リブレット自体はあばら肉の意）フィルムとして実用化され，アメリカズカップというヨットレースに出場するヨットの船体に貼られて使用された．また，航空機の機体に貼った報告例もある．近年では，競泳水着の世界にもサメ肌リブレットが導入され，Speedo 社などが採用している．摩擦の低減

はエネルギーロスの低減につながる重要な技術である．こうした重要な技術のヒントが，生物の中に隠されていることは実に興味深い．

次に，微生物の遊泳について考えてみよう．微生物は肉眼でははっきりと見ることができない小さな生物の総称で，ゾウリムシやボルボックス，大腸菌などさまざまな種類が存在する．微生物の大きさは1〜100 μm程度であり，速いもので1秒間に体長の10倍程度の速度で遊泳するため，微生物周りの流れのレイノルズ数は10^{-5}〜0.1程度と算出できる．このようにレイノルズ数が十分に低く，慣性の無視できる流れはストークス流れと呼ばれる．ストークス流れでは，泳ぎを止めた瞬間に周囲流体は動かなくなる．我々がプールで泳ぐ際には，手足の動きを止めても慣性で前方へ移動できるが，微生物の場合には泳ぎを止めるとすぐに止まってしまうのである．

微生物の遊泳を理解する上で，1977年にPercel[3]によって提唱された**帆立貝定理**（scallop theorem）は重要である．第5章88頁コラムの図に示すように，ストークス流れ中で帆立貝が開閉を繰り返したとしても，開くときと閉じるときの重心の移動距離は大きさが同じで逆向きとなるため，正味の移動は生じない．このように，時間反転が可能な1自由度の往復運動では，運動速度によらず一周期の平均移動距離は0となる，というのが帆立貝定理である．もっとも，実際の帆立貝は微生物に比べ大きいため慣性の影響が現れ，開閉時の速度を変化させることで正味の移動ができるのは周知の事実である．

では，微生物のような小さなサイズで遊泳するためには，どのような機構が必要であろうか．実際の微生物では，**鞭毛**（flagellum）と呼ばれる細い毛のような細胞小器官を鞭のように打って推進力を生み出している．図5.12の1〜3の過程は有効打と呼ばれ，鞭毛を伸ばして動かすことで強い駆動力を発生させる．一方，3〜6は回復打と呼

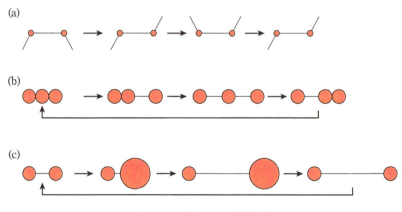

図12.9　微生物の運動機構

ばれ，鞭毛を縮めて動かすことで弱い駆動力を発生させる．有効打と回復打で生み出す力が異なるため，正味の駆動力を生み出すことができる．工学的には，図12.9に示すようなさまざまな運動機構が提案されている．図12.9(a) の運動機構では3本の棒が2つの関節で接続されており，関節の角度を順番に変化させて移動する[3]．図12.9(b) の運動機構では3つの球が直線的に2つの棒で結合されており，棒の長さを順番に変化させて移動する．図12.9(c) の運動機構では2つの球が1つの棒で結合されているが，片方の球の大きさは変化できる．棒の長さと球の大きさを順番に変えることで移動する．これらどの運動機構も2つの自由度があり，単純な往復運動になっていない．マイクロスケールで推進機構を製作する際には，帆立貝のようにならない注意が必要である．

コーヒーブレイク　大腸菌の走化性

体長1〜2 μm の大腸菌は，餌がある方向を調べる際に，我々と異なる探査方法を採用している．大腸菌のような小さな生物になると，体の周りの濃度勾配が小さすぎて感知できず，どちらに餌があるのか瞬時に判断できない．そこで，ある程度の時間まっすぐ泳いでから，その場所の濃度が以前より上がったか下がったかを判断している．もし濃度が上がっていればそのまま直進，下がっていれば適当に方向転換をする．一見いい加減に思えるこうした制御機構は，ミクロの世界では理にかなった効率的なものであることがわかっている．マイクロロボットを製作する際には，我々の常識とは異なる設計指針が必要になるであろう．

12.3 濡れ性

万物には表面があり,自然界には水がある.固体表面上に水をのせると,図12.10に示すように,固体表面上の液体はさまざまな挙動を示し,最終的には最も安定な最小エネルギーの状態に落ち着く.液体と固体の境界面で見られる現象には,**撥水性**(hydrophobic:疎水性),**親水性**(hydrophilic),付着性,水はけ性などがあり,**濡れ性**(wettability)と総称される.フライパンの焦げ付き防止加工のように,撥水性はフッ素樹脂などの高分子を塗布して「化学的に」付与されてきた(図12.10(a)).斜面では前進方向とその逆側で接触角に差ができたり(図12.10(b)),空気中では水分子同士が引き合って球状をなしたりする(図12.10(c),(d))).一方,濡れ性の指標としては液体と固体がなす角である**接触角**(contact angle)が用いられている(図12.10(a)).固体表面に液体が静置されて平衡状態に達したときに,液体と固体がなす角を**平衡接触角**(equilibrium contact angle)θと呼び,$0° \leq \theta < 180°$の範囲をとる.濡れ性の程度と平衡接触角の絶対値との関係に学術的な統一見解はまだないが,図12.11に示すように$0° \leq \theta < 90°$の範囲を親水性,$90° \leq \theta < 150°$を撥水性,$150° \leq \theta \leq 180°$を超撥水性として示すことが多い.$0° \leq \theta < 10°$を超親水性ということもある.

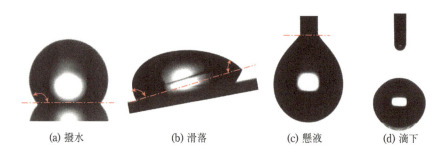

(a) 撥水　　(b) 滑落　　(c) 懸滴　　(d) 滴下

図12.10　液体(水)が固体表面上や気体中で示すさまざまな挙動
一点鎖線は固体と液体の境界面を,矢印は接触角を示す.

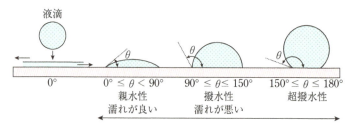

図12.11　濡れ性と平衡接触角との関係

表12.1 濡れ性の改質方法

因子(機構)	パラメータ	方法
Ⅰ.材質	界面自由エネルギー	化学的制御： ・フッ素樹脂(テフロン)による表面処理 ・成形時に添加剤(フッ素系界面活性剤など)の練り込み
Ⅱ.親水基の導入	高エネルギー照射 気圧 距離	物理・化学的制御： プラズマ，レーザ，電子線，コロナ放電による－OH基，－COOH基などの導入
Ⅲ.微細構造 (i) 非周期構造	粒子寸法 粒子形状 分子構造	物理・化学的制御：自己組織化膜 物理的制御：粒子のスプレー塗布
(ii) 周期構造	アスペクト比 ピッチ 溝高さ 溝形状	フォトリソグラフィ，レーザ加工，電鋳などで作製したマスターモールドからの転写・成形

一方，固体表面の構造により，その表面が接触する液体との間に撥水性が生じることは，ハス(ロータス)の葉に現れる水玉などで古くから認識されていたが，電子顕微鏡の発明により細部が観察できるようになるまで，理論的研究はあまり進まなかった．1990年代から，微細でかつ周期的な構造(**微細周期構造**：micro/nano-periodic structure)で，濡れ性を「物理的に」制御できることが認識され始めた．微細周期構造は，ピッチの寸法や3次元形状などによって発現する機能が異なり，ハスの葉のように撥水性と水はけ性を示すこともあれば(図12.1)，バラの花弁のように撥水性と付着性を示すこともある．

濡れ性の改質方法としては，表12.1に示すように，固体表面の材質，親水基の導入，微細構造の付与に大別できる．微細構造の付与では，周期構造を導入した方が，濡れ性を大きく改質できるが，非周期構造でもかなりの効果を生じさせることができる．

12.3.1 平坦面における静的な濡れ性の理論

固体表面上の液滴に含まれる水などの分子は，**表面自由エネルギー**(surface free energy)を小さくするようにふるまうため，分子密度の高い内側に引っ張られる．そのため，凝集エネルギーは大きくなり，丸くなって固体との間に接触角を生じる．その成因は分子間の相互作用であり，主としてファンデルワールス力(van der Waals force)である．この界面エネルギーは，単位面積あたりのギブスの自由エネルギー(Gibbs

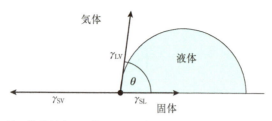

(a) 平衡接触角：固体上での液滴の平衡状態(黒丸が三重点)

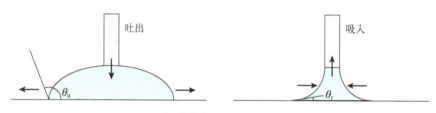

(b) 接触角ヒステリシス

図12.12　平衡接触角と接触角ヒステリシス

free energy)で与えられ，これが極小となる接触角が平衡接触角 θ である．このような濡れ方を，付着濡れという．

水滴と表面との間には図12.12(a) に示すような力が働く．固体(solid)，液体(liquid)，気体(vapor)の3相が交わった1点を三重点(triple point：3次元では三重線と呼ぶ)といい，三重点における**界面張力**(surface tention)の力のつり合いの式を考えると**ヤングの式**(Young equation)が導かれる．

$$\gamma_{SV} = \gamma_{SL} + \gamma_{LV}\cos\theta \tag{12.1}$$

ここで，γ_{SV} [N/m] は固体-気体間に働く界面張力，γ_{SL} [N/m] は固体-液体間に働く界面張力，γ_{LV} [N/m] は液体-気体間に働く界面張力で，水では72.8 mN/mである．平衡接触角は同式により導出されるため，ヤングの接触角(Young contact angle)とも呼ばれる．界面張力は，そのスカラー量を考えると界面自由エネルギー(surface free energy [J/m^2] ($=$ [N/m]))と等しい．

付着濡れでは，図12.12(b) に示すように液滴の動き方などに依存して接触角が変化する．液体が拡がっていく際の接触角(前進接触角) θ_a は，液体を徐々に取り除いて面積が減少していく際の接触角(後退接触角) θ_r に比べて角度が大きく，$\theta_a > \theta > \theta_r$ の関係にある．前進接触角 - 後退接触角(差分)を**接触角ヒステリシス**(contact angle hysteresis)といい，これが大きいほど滑落性も大きくなる．接触角ヒステリシスの成

因は，表面粗さの形状，サイズ，密度などによって表面上を液滴の接触線が移動するのに必要なエネルギーが一様でなくなり，準安定な状態がいくつも起こりうるためと考えられる．この表面粗さの凹凸が，液面の進行を阻止する障壁となるほど大きくなると，凹凸を乗り越えられない液面は通常の表面より大きい見かけの接触角をもつこととなる．この作用は，**ピン止め効果**（pinning effect）と呼ばれる．

12.3.2　粗い表面における接触角

2つの物質が交互に配置された場合のように，界面自由エネルギーが周期的に変化する固体表面における静的な接触角の理論については，Wenzel モデルと Cassie モデルが提案されている．

(1) Wenzel モデル

図12.13には，濡れ性の制御のために用いられる微細周期構造の基本的な形状寸法パラメータを示した．図12.14(a) に示すように，粗面（周期構造）面で，かつ片方の物質が空気であり，凹部まで水が浸漬する場合，接触角 θ' は次式で表される．

$$\cos\theta' = r\frac{\gamma_{SV}\gamma_{SL}}{\gamma_{LV}} = r\cos\theta \tag{12.2}$$

ここで，θ [°] は固体の平滑面における接触角，θ' [°] は周期構造面における接触角，見かけの接触角，r は凹部の見かけの表面積に対する実際の表面積の比であり，歯幅 f_1，溝幅 f_2（面積分率で考えると $f_1 + f_2 = 1$），深さ d のとき，$r = (2d + f_2)/f_2$ である．このような粗面における接触角 θ' を，**見かけの接触角**（apparent contact angle）という．この Wenzel モデルは，物質固有の接触角が親水性の範囲（$\theta < 90°$）であれば周期構造面により一層親水性となり，撥水性の範囲（$\theta > 90°$）であれば周期構造面により一層撥水性になることを示す．ただし，粗さが大きくなると r の値も大きくなり，$r\cos\theta$ が1以上となってしまうために式(12.2)は取り成り立たなくなる．そのため，この式

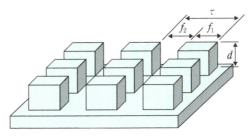

図12.13　濡れ性の制御のために用いられる微細周期構造の基本的な形状寸法パラメータ
τ：ピッチ，f_1：歯幅，f_2：溝幅，d：深さ

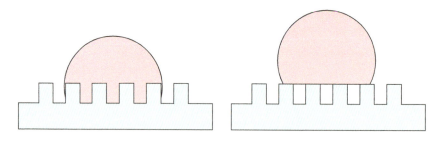

(a) Wenzelモデル　　　(b) Cassie–Baxterモデル

図12.14 液滴の静的な挙動を説明するための Wenzel モデル (a) と Cassie-Baxter モデル (b)

は限られた寸法範囲でしか適用することができない．

(2) Cassie モデルと Cassie-Baxter モデル

Cassie モデルでは，まず異なる2つの表面自由エネルギーをもつ表面が交互に周期的に存在する場合を考える．それぞれの固体表面の面積分率を f_1, f_2, それぞれの固体の平滑面における接触角を θ_1, θ_2 とすると，見かけの接触角 θ' は次式で表される．

$$\cos\theta' = f_1 \cos\theta_1 + f_2 \cos\theta_2 \tag{12.3}$$

図12.14(b) に示すように，構造の空隙に空気が入り込んだ表面は，片方の物質を空気とした複合表面とみなせるため，同じ式が適用できる．空気中の水の接触角は 180°であるため，式(12.3)は次式となる．

$$\begin{aligned}\cos\theta' &= f_1\cos\theta + f_2\cos 180° = f_1\cos\theta - f_2 \\ &= f_1(\cos\theta + 1) - 1\end{aligned} \tag{12.4}$$

これは Cassie-Baxter モデルと呼ばれる．理論的には，固体との接触面積を減らして空気との接触面積の割合を増やすことにより，見かけの接触角を 180°に近づけられることを示している．

12.3.3 濡れ性の制御

式(12.4)を，f_2 の式に変形すると，次式のように示される．

$$f_2 = 1 - \frac{\cos\theta' + 1}{\cos\theta + 1} \tag{12.5}$$

濡れ性を，図12.11に示したように見かけの接触角に基づいて4つの領域，すなわち超親水性($\theta' < 10°$)，親水性($10° \leq \theta' < 90°$)，撥水性($90° \leq \theta' < 150°$)，超撥水性($150° < \theta'$)に分類して考えてみよう．図12.15には，式(12.5)に $\theta' = 10°, 90°, 150°$ を代入したときの，微細周期構造の寸法 f_2 と平衡接触角 θ との関係を示した．これは，

Cassie-Baxter モデルが成り立つ条件においては,平坦面の平衡接触角が90°以上の材料を用いると表面粗さ(f_2)を変化させることでは親水化できないこと,平坦面の平衡接触角が90°未満の材料で超撥水化させるには凹部幅(f_2)の割合を0.9以上にする必要があることを意味している.図12.16には,微細周期構造の付与で親水性,撥水性を制御した固体表面を示した.図12.16(a)では,平衡接触角が52.5°の Si にピッチ(τ) 500 nm,溝幅(f_2) 168 nm,深さ(d) 700 nm の矩形周期構造を付与した結果,見かけの接触角がほぼ0°になっている.図12.16(b)では,平滑面では水滴が滑落しない紫

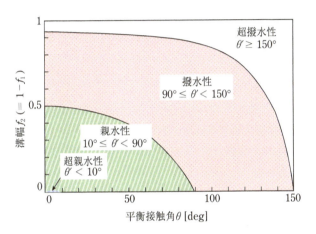

図12.15 Cassie-Baxter モデルから求めた微細周期構造の寸法 f_2,平衡接触角 θ と見かけの接触角 θ' との関係
[H. K. Webb *et al.*, *Adv. Coll. Interf. Sci.*, **210**, 58−64(2014)]

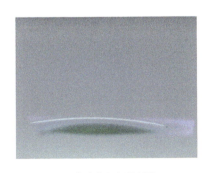

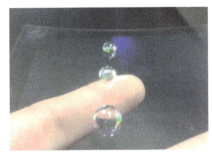

(a)親水化した Si 表面

(b)撥水化して水はけ性を向上させた樹脂フィルム表面

図12.16 微細周期構造の付与で親水性,撥水性を制御した固体表面

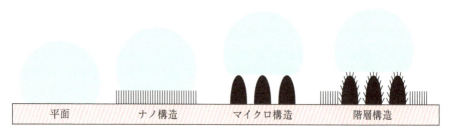

図12.17 ナノ構造,マイクロ構造,階層構造と濡れ性
[B. Bhushan and Y. C. Jung, *Prog. Mater. Sci.*, **56**, 1-108(2011)を改変]

外線硬化樹脂にピッチ(τ) 12 μm, 溝幅(f_2) 8 μm, 深さ(d) 5 μm の千鳥配列の円筒形状周期構造を付与した結果, 滑落角が19°になっている.

図12.17には, ナノ構造, マイクロ構造, 階層構造と濡れの関係を模式的に示した. 微細周期構造は, その周期や構造によって発現する機能も異なってくる. 数十μm周期の基本構造と数百 nm の表面のひだで撥水性と付着性を発現するバラ花弁効果(Rose petal effect)や, 数μm周期の基本構造上に突起状に並んだワックス微結晶で撥水性と防汚(セルフ・クリーニング)性を発現するロータス効果が知られており, 階層構造を有している.

12.3.4 産業応用

万物には表面があり, 自然界には水がある, 生物は自然に適応するためにさまざまな進化を遂げてきたわけであるが, 図12.18に示すように, 有機物で構成されており, 細胞・組織のとりうる形状寸法にも制限がある. 一方で, それを模倣した人工物では, 無機物, 複合材料も可能で, 基本的に形状寸法にも制限がない. さらに, MEMSの進展によりマイクロ・ナノメートル領域の観察・成形とも可能となった. 同一表面で

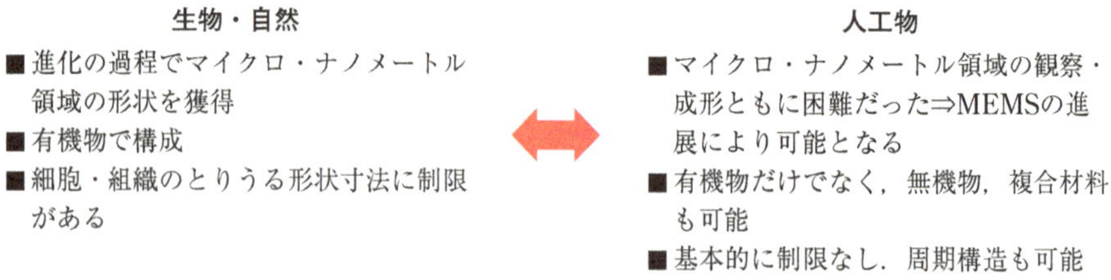

生物・自然
- 進化の過程でマイクロ・ナノメートル領域の形状を獲得
- 有機物で構成
- 細胞・組織のとりうる形状寸法に制限がある

人工物
- マイクロ・ナノメートル領域の観察・成形ともに困難だった⇒MEMSの進展により可能となる
- 有機物だけでなく, 無機物, 複合材料も可能
- 基本的に制限なし. 周期構造も可能

図12.18 万物には表面があり, 自然界には水がある

も，時間的な変化を考えない水滴の形状である静的な濡れ性と，斜めの平板上での水滴の挙動である動的な濡れ性(滑落性)は異なることが多い．例えば，溝にエアトラップがある Cassie-Baxter モデルでは静的な撥水性，動的な滑落性ともに高くなることが多いが，溝にエアトラップがない Wenzel モデルでは，静的な撥水性が高くなる場合と静的な親水性が高くなる場合の両方があり，そのとき動的には付着性が高まり滑落性が低くなる場合もある．特に産業応用においては，動的な濡れ性の制御が求められる場合が多い．"濡れ性"の問題は"動的"な界面の問題であるともいえる．

これらのメカニズムが研究されるとともに，産業応用も図られている．電子顕微鏡や走査型プローブ顕微鏡に代表される観察技術と，フォトリソグラフィなどに代表される MEMS というナノ・マイクロメートル領域の観察・加工技術の発展が，これに大きく寄与している(1.4節を参照)．量産に利用可能な微細周期構造の表面加工方法としては(1)フォトリソグラフィ，(2)切削，(3)電鋳，(4)レーザ加工などがある．ま

コーヒーブレイク　液滴の動的な挙動の解明はいつ？

固体表面での液滴の挙動は，身近な現象であるにもかかわらず，その物理的メカニズムは現代科学をもってしても解き明かされていない．その理由としては，液体と固体の相互作用のモデル化が困難であることがあげられる．例えばニュートン流体であれば，連続の式とナビエ・ストークス方程式(Navier-Stokes equations)を支配方程式とし，密度，粘性，表面張力などを用いて容易にパラメータ化することができる．しかし，液体と固体の相互作用は，固体表面の粗さ(微細構造)だけでなく，材質，化学的状態，電気的状態などに依存する複雑な問題で，これらを統合的に扱える界面の支配方程式が確立されていないのである．

物質の複数の相が混ざり合って流動する現象を混相流といい，濡れ性で扱う液滴の挙動もこの1つである．1991年にノーベル物理学賞を受賞したフランスの物理学者であるピエール–ジル・ド・ジェンヌ(Pierre-Gilles de Gennes)のノーベル賞受賞理由は，「単純な系(勇気をもって固体と読み替えるとわかりやすい)の秩序現象を研究するために開発された手法が，より複雑な物質，特に液晶や高分子の研究にも一般化されうることの発見」であるが，彼は液体の動力学に興味をもち，「表面張力の物理学」(原題：*Drops, Bubbles, Pearls, Waves*)という書籍を著している．彼が濡れ性にも強い関心をもって取り組んだことは，この問題が物理学的命題に関連していると感じる．

た，樹脂の成形により微細構造を作る方法としては(1)射出成形，(2)ホットプレス，(3) Roll to Roll 成形などによる転写がある．

図12.19には，濡れ性の制御技術の社会への実装をまとめて示した．食品・衣料分野，医療福祉分野，エネルギー分野，輸送分野，安全・防災分野など，さまざまな産業分野における高付加価値な製品の創出に活用されることが期待される．

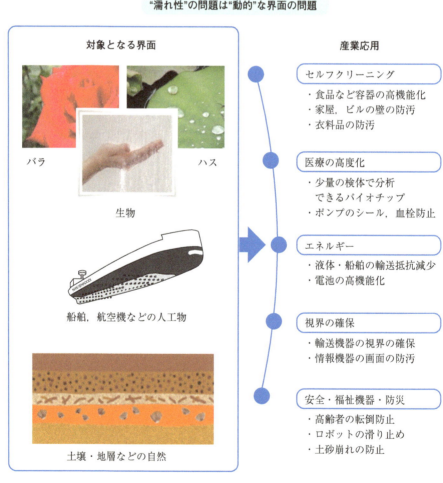

図12.19　濡れ性の制御技術の社会への実装

[参考文献]
1) K. Y. Ma, P. Chirarattananon, S. B. Fuller, and R. J. Wood, Controlled flight of a biologically inspired, insect-scale robot, *Science*, **340**, 603−607 (2013)
2) T. Bachmann and H. Wagner, The three−dimensional shape of serrations at barn owl wings : towards a typical natural serration as a role model for biomimetic applications, *J. Anat.*, **219**, 192−202 (2011)
3) E. M. Purcell, Life at low Reynolds number, *Am. J. Phys.*, **1**, 3−11 (1977)
4) J. N. Israelachvili(著), 近藤 保, 大島広行(訳), 分子間力と表面力 改訂新版, 朝倉書店(1995)
5) 中島 章(著), 固体表面の濡れ制御, 内田老鶴圃(2007)
6) P. G. de Gennes, F. Brochard-Wyart, and D. Quéré(著), 奥村 剛(訳), 表面張力の物理学, 吉岡書店(2008)
7) 辻井 薫(著), 超撥水と超親水, 米田出版(2009)

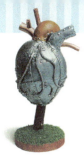

演習問題の解答

[第1章]

1. a：脳神経機能，b：医療，c：バイオメカニクス，d：バイオミメティクス，e：モスアイ構造
2.
(1) 解答例：生物学の知見に基づいて実社会に有用な利用法をもたらす技術の総称で，醸造・発酵分野から再生医学，創薬，農作物の品種改良などさまざまな技術を包括する．
(2) 解答例：工学の知識を疾患の診断や治療など医学へ応用しようとすることを目的とした応用科学の1つで，人工心臓，人工腎臓などの人工臓器，カプセル内視鏡などの診断機器，手術支援ロボットなどの治療機器が開発されている．
(3) 解答例：成膜，フォトリソグラフィ，エッチングなどといった半導体製造プロセスを用い，微細加工したシリコンや，それを樹脂などへ転写形成することで，センサやアクチュエータを製造する技術の総称．

[第2章]

1. a：内分泌，b：身体的作業，c：関節，d,e：体温調節，水分調節
2.
(1) 解答例：脳と脊髄からなる中枢神経系と，それを末端の受容器へと結ぶ末梢神経系からなる．脳は，前脳，中脳，および小脳からなる．中脳，橋，延髄を脳幹と呼び，この小さな部分に多数の生命維持機能を備えている．
(2) 解答例：生体の内外からの刺激を受け取り，感覚神経の活動電位というデータとして利用できるように変換するしくみをもった構造のこと．刺激およびその受容器によって，人の感覚は特殊感覚，体性感覚，内臓感覚に大別される．
(3) 解答例：生命を維持するために，体の内部状態を一定に保ち，外界からの独立性を維持している状態のこと．体温，pH，血糖値などにおいて，ある程度限られた値に保たれるよう，主に神経系と内分泌系の機能によって維持されている．

3.

分類	量	量記号	単位	単位の名称
基本単位	長さ	l	m	メートル
	質量	m	kg	キログラム
	時間	t	s	秒
	電流	I	A	アンペア
	熱力学温度	T	K	ケルビン
	物質量	n	mol	モル
	光度	I, I_v	cd	カンデラ
組立単位	力	F	N	ニュートン
	仕事率	P	W	ワット
	仕事	A, W	J	ジュール
	熱	Q	J	ジュール
	流量	Q	m³/s	立方メートル毎秒
	静電容量	C	F	ファラド

[第3章]

1.
(1) 式(3.11)より体積ひずみ ε_v は変形前後の物体の体積をそれぞれ V_0 および V として,

$$\varepsilon_v = \frac{V - V_0}{V_0} = \frac{\{a(1+\varepsilon_x)b(1+\varepsilon_y)b(1+\varepsilon_z) - abc\}}{abc} = (1+\varepsilon_x)(1+\varepsilon_y)(1+\varepsilon_z) - 1$$

$\varepsilon_x, \varepsilon_y, \varepsilon_z$ は 1 に比べて小さいとすると,これらの 2 次以上の項は無視できる.したがって,ε_v は

$\varepsilon_v = \varepsilon_x + \varepsilon_y + \varepsilon_z$ （答）

(2) 式(3.7)を用いると,体積ひずみ ε_v は,

$\varepsilon_v = \varepsilon_x - \nu\varepsilon_x - \nu\varepsilon_x = \varepsilon_x(1 - 2\nu)$

である.非圧縮性の場合,$\varepsilon_v = 0$ であるので上式より $\nu = 0.5$ と求められる.（答）

(別解)
体積変化をしないということは式(3.13)の体積弾性率 K が無限大であるということである.したがって,式の分母について $3(1-2\nu) = 0$ とおけばよく,これより $\nu = 0.5$ と求められる.（答）
本文中で述べたように,生体軟組織は水分含有量が大きいため非圧縮性を仮定する.数値計

算の場合，$\nu = 0.5$ とおくと体積弾性率 K が無限大となり実行不可能となるため実際には近似して $\nu = 0.49$ などとする．

3.
(1) 下図に示すように，十分に長い円筒の断面を考える．内圧 P_i を受けて円周方向応力が生じている．中心角 $\mathrm{d}\theta$，円弧長さ $r\mathrm{d}\theta$ の円弧状要素における半径方向の力のつり合いを考える．薄肉円筒の場合，円周方向応力 $\sigma_{\theta,\mathrm{thin}}$ は壁厚方向に一定であるので，

$$P_i r_i \mathrm{d}\theta - 2\sigma_{\theta,\mathrm{thin}} t \sin\left(\frac{\mathrm{d}\theta}{2}\right) = 0$$

θ が微小である場合，$\sin\left(\dfrac{\mathrm{d}\theta}{2}\right) = \dfrac{\mathrm{d}\theta}{2}$ であるので，

$$\sigma_{\theta,\mathrm{thin}} = \frac{P_i r_i}{t} \quad (答)$$

参考として，厚肉円筒の場合の円周方向応力 $\sigma_{\theta,\mathrm{thick}}$ は半径方向 r の関数として，

$$\sigma_{\theta,\mathrm{thick}} = \frac{P_i r_i^2}{r_o^2 - r_i^2}\left(1 + \frac{r_o^2}{r^2}\right)$$

と記述される．導出については成書を参考にされたい．

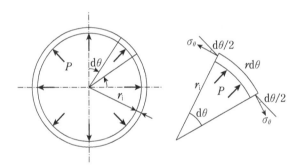

(2) 厚肉円筒の場合，円周方向応力 $\sigma_{\theta,\mathrm{thick}}$ の最大値は内壁側で最小値は外壁側で生じる．最大値 $\sigma_{\theta,\mathrm{thick\_max}}$ は，

$$\sigma_{\theta,\mathrm{thick\_max}} = \frac{P_i r_i^2}{r_o^2 - r_i^2}\left(1 + \frac{r_o^2}{r_i^2}\right)$$

最小値 $\sigma_{\theta,\mathrm{thick\_min}}$ は，

$$\sigma_{\theta,\mathrm{thick\_min}} = \frac{P_i r_i^2}{r_o^2 - r_i^2}\left(1 + \frac{r_o^2}{r_o^2}\right) = \frac{2P_i r_i^2}{r_o^2 - r_i^2}$$

したがって，内径外径比 $r_i/r_o = 0.9$ を考慮して $\sigma_{\theta,\mathrm{thin}}$ と $\sigma_{\theta,\mathrm{thick\_max}}$ を比較すると，

$$\frac{\sigma_{\theta,\text{thick\_max}}}{\sigma_{\theta,\text{thin}}} = \frac{P_\text{i} r_\text{i}^2}{r_\text{o}^2 - r_\text{i}^2}\left(1 + \frac{r_\text{o}^2}{r_\text{i}^2}\right) \bigg/ \frac{P_\text{i} r_\text{i}}{r_\text{o} - r_\text{i}} = \frac{1 + (r_\text{i}/r_\text{o})^2}{(1 + r_\text{i}/r_\text{o}) r_\text{i}/r_\text{o}}$$

$$= \frac{1 + 0.9^2}{(1 + 0.9) \times 0.9} \approx 1.06 \ (\text{答})$$

$\sigma_{\theta,\text{thin}}$ と $\sigma_{\theta,\text{thick\_min}}$ を比較すると,

$$\frac{\sigma_{\theta,\text{thick\_min}}}{\sigma_{\theta,\text{thin}}} = \frac{2 P_\text{i} r_\text{i}^2}{r_\text{o}^2 - r_\text{i}^2} \bigg/ \frac{P_\text{i} r_\text{i}}{r_\text{o} - r_\text{i}} = \frac{2(r_\text{i}/r_\text{o})}{1 + r_\text{i}/r_\text{o}} = \frac{2 \times 0.9}{1 + 0.9} \approx 0.95 \ (\text{答})$$

[第 4 章]

1. 0.2 s で速度が 0.0 m/s から 20 m/s まで加速したので,加速度は $20/0.2 = 100$ m/s^2. よって,$F = 1.2 \times 100 = 120$ [N](答)

2.
(1) $\omega = 20/0.8 = 25$ rad/s(答)
(2) $\dot{\omega} = 25/0.2 = 125$ rad/s^2(答)
(3) 単位長さあたりの質量は $15/0.8 = 18.75$ kg/m であるので,

$$I = \int_0^{0.8} 18.75 \cdot r^2 \, dr = \left[18.75 \cdot \frac{r^3}{3}\right]_0^{0.8} = 3.2 \ \text{kg} \cdot \text{m}^2 \ (\text{答})$$

(4) $T_\text{joint} = I\dot{\omega} = 3.2 \times 125 = 400$ N·m(答)

3.
(1) $T_\text{joint} = T_1 \times r_1 - T_2 \times r_2 = 150t \times 0.015 - 200(1 - t) \times 0.02 = 6.25t - 4$ [N·m] となる. よって,$t = 0.3$ s のとき,$T_\text{joint} = -2.125$ N·m(答)
(2) $T_\text{joint} = 6.25 t_0 - 4 = 0$ N·m を解いて,$t_0 = 0.64$ s(答)

4. まず関節間力については,足部の慣性力が下向きに作用するので,脛セグメントからの力は逆に上向きとなり,その大きさは $0.4 \times 0.8 = 0.32$ N である.
よって,例題 4.4 中にあるとおり,その他の成分は -596.08 N であるので,

$$F_\text{joint} = -596.08 + 0.32 = -595.76 \ \text{N} \ (\text{答})$$

関節トルクについては,慣性力により右回りのモーメントが発生するので,脛セグメントからの力は逆に左回りとなり,その大きさは $3.0 \times 10^{-3} \times 3.0 = 9.0 \times 10^{-3}$ N·m である. よって,例題 4.4 中にあるとおり,その他の成分は 119.608 N·m であるので,

$$T_\text{joint} = 119.608 + 9.0 \times 10^{-3} = 119.617 \ \text{N} \cdot \text{m} \ (\text{答})$$

なお,この結果から,足部に作用する力としては床反力が支配的であり,慣性力の影響は小さいことがわかる.

5. $p = 2$ の場合,式 (4.9) の値は,配分 A:6.43×10^9 N^2/m^4,配分 B:6.53×10^9 N^2/m^4 となり,配分 A の方が小さいので配分 A の方がより妥当である.(答)
$p = 3$ の場合には,式 (4.9) の値は,配分 A:3.63×10^{14} N^3/m^6,配分 B:3.20×10^{14} N^3/m^6 となり,配分 B の方が小さいので配分 B の方がより妥当である.(答)
このように,推定アルゴリズムが変化すると,推定結果も変化することがわかる.

[第5章]

1. 表5.1より流れは層流であることがわかる．そのため，管内の速度分布は放物形と考えられ，壁面ずり速度は約 $89\ \text{s}^{-1}$ と見積もられる．
2. メーンズ・コルテベークの式より，$E = \dfrac{2\rho R\kappa^2}{h} = 10\ \text{kPa}$
3. 慣性力は，質量 × 加速度で見積もることができる．質量を ρD^3，加速度を U^2/D と見積もると，慣性力は $\rho D^2 U^2$ と見積もられる．一方，粘性力は粘性係数 × ずり速度 × 面積で見積もることができる．粘性係数を μ，ずり速度を U/D，面積を D^2 と見積もると，粘性力は μUD と見積もられる．両者の比をとると式(5.4)が得られる．

[第6章]

1. 温度(熱エネルギー)は高い方から低い方へ伝わる．濃度も高い方から低い方へと伝わる．よって，流束は高い方から低い方へ伝わる方向が正となる．一方，温度や濃度が低下する方向の勾配は負であるから，右辺にマイナスを付けることで，両辺の符合を合わせている．
2. 成人の心臓の1日あたりの基礎代謝は，表6.2よりおよそ $145\ \text{kcal} \fallingdotseq 607\ \text{kJ}$ である．1秒あたりにすると約 $7.0\ \text{W}$ となる．
3. 移流による物質輸送量は，濃度 × 面積 × 速度で見積もることができる．濃度を c，面積を L^2，速度を U と見積もると，移流による輸送量はは cL^2U と見積もられる．一方，拡散による輸送量は，濃度 × 拡散係数 × 長さで見積もることができる．拡散係数を D とすると，拡散による輸送量は cDL と見積もられる．両者の比をとると，式(6.8)が得られる．

[第7章]

1. a：電荷 q [C]，b：電流 $i = \dfrac{dq}{dt}$ [A]，c：力 $f = M\dfrac{dv}{dt}$ [N]，
d：弾性エネルギー $W = \dfrac{1}{2}\dfrac{x^2}{K}$ [J]，e：トルク $T = R_v\omega = R_v\dfrac{d\theta}{dt}$ [N·m]

2.
(1) 変位 x_1：電荷 q_1
回転コンプライアンス $K_{\theta 1}$：静電容量 C_1
回転角 θ_2：電荷 q_2
慣性モーメント J_1：インダクタンス L_1
回転角 θ_3：電荷 q_3
回転コンプライアンス $K_{\theta 2}$：静電容量 C_2
回転角 θ_4：電荷 q_4
慣性モーメント J_2：インダクタンス L_2
回転角 θ_5：電荷 q_5
制動係数 R_ω：抵抗 R
変位 x_6：電荷 q_6

(2)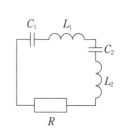

3.
(1)

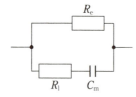

(2)

直流から低周波数の電流は細胞外液 (R_e) を流れやすく，周波数が高くなると細胞膜を通して細胞内にも電流が流れる．

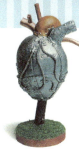

索引

❖ 欧文

3D プリンタ　10
Cassie-Baxter モデル　224
Cassie モデル　224
CAVI　135
Ca 数　83
CLSM　8
CT　150
CT 血管造影法　159
DNA チップ　146
DNA マイクロアレイ　147
ELISA　145
Hertz モデル　56
Hill のモデル　68
HPA システム　20
lab-on-a-chip　140
MEMS　9, 227
min/max criterion　68
MPS 法　208
MRI　150
PET　150
SAM システム　20
SI 単位　24
SPM　8
SPR　139
Wenzel モデル　223
Wo 数　79
X 線 CT　150
μ-TAS　140

❖ ア

アクチンフィラメント　51, 52
アクトミオシン　53
圧縮応力　34

圧力ひずみ弾性係数　50
アテローマ　159
アテローム性動脈硬化症　159
アパタイト　15
アミラーゼモニタ　143
アレニウスの式　100
胃　89
異化　51
遺伝子工学　2
異方性　31
医用機能性　175
移流拡散方程式　96, 99
陰性　153
インダクタンス　114
咽頭　84
咽頭扁桃　85
インパクトバイオメカニクス　182
ヴィルヘルム・ルーの法則　43
ヴェーバーの法則　24
ウォーマスリー数　79
ウォルフの法則　43
埋め込み境界法　203
運動学　118
運動方程式　118
永久ひずみ　39
エネルギー代謝　101
エネルギー密度関数　41
エビデンス　25
エライザ　145
エラスチン　46
嚥下　91
エンザイムイムノアッセイ　145
延髄　19
オイラーの運動方程式　120
応力　33

237

応力緩和　41
オシロメトリック法　134
オーファンプロダクツ　8
オームの法則　114

❖ カ

外殻温度　104
回帰分析　152
回旋　16
外弾性板　46
外分泌線　20
外膜　46
海綿骨　15, 43
界面張力　222
外力　32
化学エネルギー　100
化学センサ　137
化学量　131
拡散係数　98
滑空　213
カプセル型内視鏡　7, 148
カルマン渦列　214
感覚　22
間質液　17
慣性テンソル　61
慣性モーメント　61, 120
関節　62
関節受動抵抗　185
関節トルク　63, 64
関節モーメント　64
感度　153
間脳　19
機械振動計測　139
幾何学的非線形性　40
器官　19
気管　85
基礎代謝量　101
拮抗筋　62
拮抗作用　63
拮抗動作　16
逆動力学解析　64, 183
キャッソン流体　77
キャパシタンス　114

キャピラリー数　83
救命　132
橘　19
仰臥位　16
境界適合格子　202
共焦点レーザ走査型顕微鏡　8
強制対流熱伝達　97
協調動作　16
極限強さ　38
キルヒホッフの法則　116
筋骨格系　13, 15
筋骨格モデル　62, 190
金属材料　173
クウェット流れ　73
空力抵抗の低減　5
屈曲　16
クリープ　40
グリーンのひずみ　40
グルコースセンサ　144
クルマン・マイヤーの仮説　43
計算格子　202
計測　131
血圧　132
血液　16, 76
血管　46
血管狭窄　157
血管内皮細胞　46
血管壁　46
結合組織　46
血行力学　200
血漿　16, 76
血小板　16, 76, 77
血小板プラグ　82
血清　16
血流シミュレーション　201
原子間力顕微鏡　54
検体　133
検量線　152
コイル　114
交感神経系　19
格子ボルツマン法　204
公称応力　34
公称応力－ひずみ線図　38

恒常性　32
公称ひずみ　36
剛性率　37
酵素　138
硬組織　31
酵素センサ　138, 144
酵素標識固相免疫測定　145
光電子増倍管　139
喉頭　85
勾配法　151
降伏　38
降伏点　38
高分子材料　173
抗力　212
誤嚥　91
呼吸器系　13, 19
呼吸器系の流れのシミュレーション　205
呼吸数　132
国際単位系　24
骨格　62
骨格筋　62
骨芽細胞　42
骨幹　43
骨基質　43
骨細胞　42
骨質　43
骨髄　43
骨髄腔　43
骨単位　15
骨膜　43
骨梁　43
コラーゲン　15, 46
コンデンサ　114
コンピュータ断層撮影　150
コンプライアンス　120, 177
コンプライアンスミスマッチ　177

❖ サ

最小二乗法　152
再生医療　2, 172
細胞　51
細胞外液　17
細胞核　51

細胞骨格　51
細胞質　51
細胞小器官　51
細胞内液　16
細胞の寿命　172
細胞膜　51
材料非線形性　40
サーカディアンリズム　27
サメ肌　216
軸集中　81, 171
視床下部－下垂体前葉－副腎皮質系　20
視床下部－交感神経－副腎髄質系　20
自然対流熱伝達　97
実形状モデル　205
質量　119
支配方程式　28
シミュレーションの精度　207
シャーウッド数　108
シャント血管　82
集中定数システム　113
周波数偏移　134
主気管支　85
手術支援ロボット　7
シュミット数　107
受容　22
受容器　22
循環器系　13, 16
順動力学解析　66, 185
消化器系　13
消化器系の流れのシミュレーション　207
小腸　89, 92
小脳　19
触媒　138
自律神経系　19
真応力　40
神経系　13, 19
神経伝達物質　20
神経モデル　187
侵襲計測　149
親水性　220
心臓　78
心臓足首血管指数　135
じん帯　62

239

人体セグメントモデル　63
人体動作の最適化　195
伸展　16
真度　151
真の毛細血管　82
真ひずみ　40
垂直応力　33
スターリングの法則　134
スティフネス　177
スティフネス・パラメータ　50
ストークス・アインシュタインの式　98
ストークス流れ　81
ストレスファイバー　53
静解析　28
生体医工学　4
生体吸収性スキャホールド　11
生体工学　1
生体材料　172
生体シミュレーション　199
生体組織の熱伝導率　104
生体適合性　172, 175
精度　151
制動器　119
生物リズム　27
生分解性材料　173
生理学的横断面積　67
静力学　118
セグメント　63
赤血球　16, 76, 82, 169
接触角　220
接触角ヒステリシス　222
セラミックス材料　173
セレーション　215
線維芽細胞　47
線形弾性体　39
センサ　131
選択性　137
せん断応力　34
せん断弾性係数　37
せん断ひずみ　36
蠕動運動　89, 92, 207
全脳　19
繊毛　87

走査型プローブ顕微鏡　8, 227
増殖　31
層板構造　43
増分弾性係数　50
組織工学　2, 173
疎水性　220
塑性ひずみ　39

❖ タ

第1種ピオラ・キルヒホッフ応力　34
第2種ピオラ・キルヒホッフ応力　40
体液　16
体温　132
代謝　31
代謝系　19
体性感覚　24
体性神経系　19
体積弾性係数　38
体節　63
大腸　89
大動脈瘤　157
大脳　19
大変形　40
対流　96
縦弾性係数　37
縦ひずみ　36
ダムケラー数　108
ダランベールの原理　118
単関節筋　68
単球　159
弾性　32
弾性係数　38
弾性限度　38
弾性定数　38
弾性ひずみ　39
弾性率　38
知覚　22
力　59
知識　23
緻密骨　15, 43
中核温度　104
中間径フィラメント　51
中枢神経系　19

中脳　19
チューブリン　51
中膜　46
超音波 CT　150
超音波試験　44
超弾性体　41
腸内フローラ　93, 208
直交格子　205
抵抗　114
低侵襲計測　150
低反射フィルム　5
低比重リポタンパク質　158
テイラー拡散　111
定量分析　25
電気化学計測　139
電子顕微鏡　8, 227
デンスペリフェラルバンド　165
同化　51
動解析　28
透過条件　107
等方性　38
動脈血酸素飽和度　135
動脈硬化症　157
動脈壁硬化　134
動力学　118
特異性　137
特異度　153
特殊感覚　24
ドップラーシフト　134
ドライケミストリー　138

❖ ナ

内圧−外径試験　48
内臓感覚　24
内弾性板　46
内分泌　20
内分泌系　13, 19
内膜　46
内力　32
ナビエ・ストークス方程式　123
軟骨　42
軟骨細胞　54, 161
軟組織　31

二関節筋　68
二軸引張試験　48
二重支配　19
ニュートンの粘性法則　73
ニュートン流体　73
塗り薬　109
濡れ性　220
熱エネルギー　100
熱伝達係数　97
熱伝導　96
熱伝導率　97
熱の輸送　95
熱放射　96
熱流束　97
ネフロン　102
粘液　87
粘性　41
粘性係数　119
粘弾性　31
脳幹　19
脳動脈瘤　201
ノルアドレナリン　20

❖ ハ

バイオ MEMS　165
バイオインスパイアード　212
バイオインフォマティクス　11
バイオセンサ　137
バイオテクノロジー　3
バイオニクス　3
バイオマーカー　133
バイオミミクリ　5
バイオミメティクス　4, 211
バイオメカニクス　4
バイタルサイン　132
肺胞　86
破壊強さ　38
ハーゲン・ポアズイユの法則　74
破骨細胞　43
バースト現象　217
白血球　16, 76, 77, 171
撥水性　220
ばね　119

ハバース管　15, 43
羽ばたき　213
パワーアシスト・スーツ　7
パンタグラフ　215
半導体計測　139
光計測　138
鼻腔　84
微細周期構造　221
皮質骨　43
飛翔　212
微小管　51
微小変形理論　33
非侵襲　149
非侵襲計測　149
ヒステリシス　41
ビーズ変位試験　53
ひずみ　35
非線形性　31
引張／圧縮試験　44
引張応力　33
引張試験　38
引張強さ　38
非ニュートン流体　73
非破壊　149
ピペット吸引試験　48
標準線形固体モデル　41
表面自由エネルギー　221
表面プラズモン共鳴　139
表面力　32
ビルの熱放散　5
比例限度　38
ピン止め効果　223
ファーレウス・リンドクヴィスト効果　81
フィックの法則　97
フォークトモデル　41
フォトリソグラフィ　227
不均質性　31
腹臥位　16
副交感神経系　19
副腎皮質刺激ホルモン放出ホルモン　22
付着性　220
フックの法則　37
物質移動係数　99

物質の輸送　95
物体力　32
物理量　131
プラーク　158
プラントル数　105
フーリエの法則　97
分化　31
分節運動　93
分布定数システム　113
噴門　91
平滑筋細胞　46
平衡接触角　220
壁内反応条件　109
ペクレ数　99
ヘマトクリット　76
ベルヌーイの定理　72
変形　32
変形性膝関節症　157
ポアソン比　36
歩行解析　181
帆立貝定理　88, 218
骨　42
ホバリング　213
ホメオスタシス　19, 26, 32, 95
ホルタ心電計　151

❖ マ

マイクロピペット吸引法　53
マイクロフルイディクス技術　170
マクスウェルモデル　41
曲げ試験　44
摩擦低減　216
末梢神経系　19
マラリア　169
マルチボディダイナミクス　67
ミオシン　53
見かけの接触角　223
水はけ性　220
脈管系　16
脈拍　132
脈波伝播速度　135
無意識計測　151
無拘束計測　151

無次元数　75
メカノトランスダクション　53
免疫センサ　145
メーンズ・コルテベークの式　81
面積法　151
モーメント　59
モーメントアーム　60

❖ ヤ

ヤングの式　222
ヤング率　37
遊泳　216
有限変形　40
有限変形理論　40
遊走　31
床反力　183
床反力中心　183
ユニバーサルプロダクツ　8
ゆるい結合　108
用具の最適化　196
陽性　153
揚力　212
横弾性係数　37
横等方性　45
横ひずみ　36

❖ ラ

力学的適合性　172, 175
離散化　202
リブレットフィルム　217
リモデリング　32
粒子法　207
両骨端　43
菱脳　19
臨床検査　133
ルーブナーの体表面積の法則　102
ルーロー　78
レイノルズ数　74, 201
レオロジー　90
ロータス効果　211, 226

著者紹介

山口　昌樹　博士（工学）
1994 年　信州大学大学院博士後期課程修了
現　在　信州大学大学院総合理工学研究科
　　　　生命医工学専攻　教授
【執筆箇所：1章，2章，7章，8章，12.1節，12.3節】

大橋　俊朗　博士（工学）
1994 年　筑波大学大学院修士課程理工学研
　　　　究科理工学専攻修了
現　在　北海道大学大学院工学研究院人間
　　　　機械システムデザイン部門　教授
【執筆箇所：3章，9章】

石川　拓司　博士（工学）
1999 年　東京工業大学大学院理工学研究科
　　　　機械工学専攻博士後期課程修了
現　在　東北大学大学院工学研究科ファイ
　　　　ンメカニクス専攻　教授
【執筆箇所：5章，6章，11章，12.2節】

中島　求　博士（工学）
1995 年　東京工業大学大学院理工学研究科
　　　　機械工学専攻博士後期課程修了
現　在　東京工業大学工学院システム制御
　　　　系　教授
【執筆箇所：4章，10章】

NDC492　　253p　　21cm

はじめての生体工学

2016 年 9 月 6 日　第 1 刷発行

著　者　山口昌樹・石川拓司・大橋俊朗・中島 求
発行者　鈴木　哲
発行所　株式会社　講談社
　　　　〒112-8001　東京都文京区音羽 2-12-21
　　　　　販　売　(03) 5395-4415
　　　　　業　務　(03) 5395-3615

編　集　株式会社　講談社サイエンティフィク
　　　　代表　矢吹俊吉
　　　　〒162-0825　東京都新宿区神楽坂 2-14　ノービィビル
　　　　　編　集　(03) 3235-3701

本文データ制作　株式会社　エヌ・オフィス
カバー・表紙印刷　豊国印刷 株式会社
本文印刷・製本　株式会社　講談社

落丁本・乱丁本は，購入書店名を明記のうえ，講談社業務宛にお送りください．送料小社負担にてお取替えいたします．なお，この本の内容についてのお問い合わせは，講談社サイエンティフィク宛にお願いいたします．定価はカバーに表示してあります．

© M. Yamaguchi, T. Ishikawa, T. Ohashi and M. Nakashima, 2016

本書のコピー，スキャン，デジタル化等の無断複製は著作権法上での例外を除き禁じられています．本書を代行業者等の第三者に依頼してスキャンやデジタル化することはたとえ個人や家庭内の利用でも著作権法違反です．

JCOPY　〈(社)出版者著作権管理機構　委託出版物〉

複写される場合は，その都度事前に(社)出版者著作権管理機構（電話 03-3513-6969，FAX 03-3513-6979, e-mail: info@jcopy.or.jp) の許諾を得てください．

Printed in Japan

ISBN 978-4-06-156555-5

講談社の自然科学書

はじめての現代制御理論

佐藤和也／下本陽一／熊澤典良・著
A5・239頁・本体2,600円

この1冊から制御の世界が拡がる，初学者にとって最適な「現代制御」の教科書．現代制御を理解するために最も重要な「状態空間表現の作成法」「極（固有値）と応答の関係」の説明に，特に力を入れた．

はじめての生産加工学1 基本加工技術編

帯川利之／笹原弘之・編著
齊藤卓志／谷 泰弘／平田 敦／吉野雅彦・著
A5・143頁・本体2,200円

塑性加工・機械加工の基本をコンパクトにまとめた教科書．わかりやすい図版で視覚的に学べる！「プラスチック成形加工」「溶接・接合」は，章を独立に設け，詳しく解説した．

はじめての生産加工学2 応用加工技術編

帯川利之／笹原弘之・編著
池野順一／大竹尚登／国枝正典／長藤圭介／新野俊樹・著
A5・141頁・本体2,200円

第2巻では「アディティブマニュファクチャリング」「マイクロ加工」などの新しい加工技術の章を独立に設け，詳しく解説した．図が多く，抜群にわかりやすい！

はじめてのアナログ電子回路 基本回路編

松澤 昭・著
A5・271頁・本体2,700円

MOSトランジスタを中心に，基本増幅回路から演算増幅回路，電源回路，発振回路までを丁寧に解説した．カラーの回路図・応答図が豊富にあり，直観的に理解できる．大学のテキストはもちろん，初学者の入門書としても最適．

絵でわかるロボットのしくみ

瀬戸文美・著　平田泰久・監修
A5・158頁・本体2,200円

ロボット工学への最短入門コース．機械として，学問分野として，今の社会に存在するものとして，すべての「しくみ」が絵「だけ」でもわかる．カラーイラスト・写真多数掲載．

はじめてのロボット創造設計 改訂第2版

米田完／坪内孝司／大隅 久・著
B5・280頁・本体3,200円

「日本機械学会教育賞」「文部科学大臣表彰」に輝いたロボット製作の最高最強のバイブルがパワーアップ！ 理解度がチェックできるように，演習問題を合計36問付加した．「研究室のロボットたち」を一新し，巻頭カラーで掲載．

ここが知りたいロボット創造設計

米田完／大隅 久／坪内孝司・著
B5・222頁・本体3,500円

ロボット構造と制御法を学び，自らつくるための虎の巻第2弾！ 基本構造から特殊メカ，運動学からニューラルネットワーク制御，線形代数から工作法まで満載の書．

はじめてのトライボロジー

佐々木信也／志摩政幸／野口昭治／平山朋子／
地引達弘／足立幸志／三宅晃司・著
A5・255頁・本体2,800円

今をときめく研究者が贈る教科書なので，向かうところ敵なしのわかりやすさ！ 実務に出ても役に立つ知識と考え方を身につけよう！ 表面分析，表面改質，トライボマテリアル，ナノトライボロジーについても詳しく解説．

※表示価格は本体価格（税別）です．消費税が別に加算されます．
「2016年8月現在」

講談社サイエンティフィク　http://www.kspub.co.jp/